脾胃病经方临证集要

主编　蔡　淦　凌江红　丛　军　陈　萌

科学出版社

北京

内 容 简 介

本书以病类方，分别对胃痞、胃痛、胁痛、呕吐、腹胀满、腹痛、泄泻、便血、黄疸、便秘等常见脾胃病病证，按照六经辨证的方法对经方进行分类整理解说。每一首经方均从重点原文、病因病机、辨证要点、功效、现代临床应用方面分别进行阐释并有相应医案和按语。内容贴近临床，通俗实用。

本书适合中医临床工作者、中医院校教师学生、西医学习中医人员及中医药爱好者参考阅读。

图书在版编目(CIP)数据

脾胃病经方临证集要 / 蔡淦等主编. — 北京：科学出版社，2022.7

ISBN 978-7-03-072701-5

Ⅰ. ①脾… Ⅱ. ①蔡… Ⅲ. ①脾胃病—经方—汇编 Ⅳ. ①R289.51

中国版本图书馆 CIP 数据核字(2022)第 118282 号

责任编辑：陆纯燕/责任校对：谭宏宇
责任印制：黄晓鸣/封面设计：殷　靓

科学出版社 出版
北京东黄城根北街 16 号
邮政编码：100717
http：//www.sciencep.com

南京文脉图文设计制作有限公司排版
广东虎彩云印刷有限公司印刷
科学出版社发行　各地新华书店经销

*

2022 年 7 月第 一 版　　开本：B5(720×1 000)
2024 年 4 月第九次印刷　　印张：10 1/2
字数：180 000

定价：85.00 元

(如有印装质量问题，我社负责调换)

《脾胃病经方临证集要》

编辑委员会

主　编　蔡　淦　凌江红　丛　军　陈　萌

副主编　申定珠　顾志坚

编　委　（按姓氏笔画排序）

王香香　王煜姣　申定珠　丛　军　刘　畅
纪晓丹　李　丹　李　莉[1]　李　莉[2]　李熠萌
杨珂鸣　吴辰恒　吴静怡　张　雯　陈　萌
邵　沁　赵红彬　耿　琦　贾庆玲　顾长丽
顾志坚　凌江红　蒋凯林　蔡　淦

1. 主任医师；2. 在读研究生。

前 言

医圣仲景之《伤寒杂病论》一直被中医人奉为圭臬,“学经典,用经方”也是当前中医学界的共识。然中医医生临证水平的提高不可能只靠提高认识、喊口号就可以实现,它需要沉浸式的理论研读与反复的临床验证,需要一病一证、一方一药的具体落实。中医是一门实践科学,其核心价值只能在临床实践中实现,有感于此,我们在首届全国名中医、上海中医药大学终身教授蔡淦和全国中医临床优秀人才、上海中医药大学附属曙光医院消化内科凌江红教授的带领下,组织编写了本书。

本书以病类方,分别对胃痞、胃痛、胁痛、呕吐、腹胀满、腹痛、泄泻、便血、黄疸、便秘等常见脾胃病病证,按照六经辨证的方法进行整理。每一病证均有概述,治疗该病证的每一首经方均从重点原文、病因病机、辨证要点、功效、现代临床应用方面分别进行阐释,并有相应医案和按语。本书参考范围涉及中医教科书、中医古籍、近现代医家专著、学术期刊等,既注重全面性,又注重权威性和可靠性。力求做到使读者学有重点,用有抓手。

值得注意的是,有一些经方结构、组成相对复杂(如柴胡桂枝汤属于太阳少阳合病方、大柴胡汤属少阳阳明合病方),亦有个别经方(如半夏泻心汤、旋覆代赭汤等)六经归属,学界尚未形成共识,对此我们参考了相关医家的观点,并根据自己的理解进行了划分,以求书稿形式上的统一。尽管如此,由于时间仓促、编者水平有限,如有不足之处,期望读者见谅并批评指正,以便修正。

本书以人民卫生出版社“中医临床必读丛书”《伤寒论》(钱超尘、郝万山整理)、《金匮要略》(何任、何若苹整理)为参考书目。《伤寒论》条文以阿拉伯数字标记条文序号,《金匮要略》条文以条文所在篇名标记,方便读者检索。

本书出版由蔡淦全国名中医传承工作室资助(项目编号:MZYGZS-2017003)。

编　者

2021 年 9 月

目　录

胃 痞

胃痞病是由表邪内陷、饮食不节、情志失调及其他原因损伤脾胃，导致脾胃功能失调，升降失司，胃气壅塞而成的以胃脘痞塞、满闷不舒、按之柔软、压之不痛、视之无胀大之形为主要临床特征的一种脾胃病证。

《黄帝内经》之痞、满、痞满、痞塞，《诸病源候论》之八痞、诸痞均包含胃痞概念，涉及西医学中慢性胃炎、胃神经症、胃下垂、消化不良等疾病以胃脘部痞塞、满闷不舒为主要表现者，均可以胃痞论治。《伤寒论》对胃痞的理法方药论述颇详，六经辨证重在太阴、阳明二经，虚多太阴，实则阳明。

1 太阳胃痞

● 桂枝人参汤

原文： 太阳病，外证未除，而数下之，遂协热而利，利下不止，心下痞硬，表里不解者，桂枝人参汤主之。(163)

病因病机： 太阳病表邪未解，误用攻下，损伤脾阳，气机不利，表里同病。

辨证要点： (表邪未解＋脾阳虚＋气结)利下不止，心下痞硬，表不解。

功效： 表里同治，益气温中解表。

现代临床应用： 感冒、流行性感冒等兼有本方见证，以及胃溃疡、急慢性胃肠炎等属中阳不足者，兼表与否皆可用之。

医案： 霍某，女，63岁。素有脾胃衰弱之证，因感寒而身冷发热，头痛无汗，心下痞满，渐至不欲进食，腹痛肢厥，脉象沉微，舌苔滑润。此乃脾阳素虚，外邪转内陷。由于脾阳不运，故痞益甚，而下利不止。为今之治，宜疏散表邪，温健中州。因此桂枝人参汤予之。处方：桂枝10 g，炒白术10 g，野党参10 g，干姜10 g，甘草6 g。服药后，啜稀粥约200 mL，以助药力。服药2剂，身见小汗，而冷热消，痞轻，下利已减。连服5剂，痞消泻止，诸症痊愈。

按语： 正如成无己所言："外证未除而数下之，为重虚其里，邪热乘虚而入，里虚协热，遂利不止而心下痞。若表解而下利，心下痞者，可与泻心汤；若不下利，表不解而心下痞者，可先解表而后攻痞。以表里不解，故与桂枝人参汤和里解表。"患者脾阳素虚，加之复感风寒，即为表里同病，切不可因其心下痞硬而误用泻心汤方。故而临证需紧紧抓住表邪未解＋脾阳虚这个辨证要点，无论先有外感后入里还是先有里虚寒兼有外感，皆可用之。

——刑锡波. 伤寒论临床实验录[M]. 天津：天津科学技术出版社，1984.

2 阳明胃痞

大黄黄连泻心汤

原文： 心下痞，按之濡，其脉关上浮者，大黄黄连泻心汤主之。(154)

病因病机： 阳明病，气分热盛，结于中焦，气机阻滞。

辨证要点： (中焦热邪＋气机阻滞)心下痞而按之濡软。关上脉浮者，多伴有心烦不眠、口干目赤，舌红赤，甚或起刺，苔黄腻。

功效： 泻热散结消痞。

现代临床应用： 慢性胃炎、胃溃疡、上消化道出血、口鼻生疮、急性咽炎、口腔溃疡，以及精神病、偏头痛等火毒上攻者。

医案： 王某，女，42岁，1994年3月28日初诊。患者心下痞满、按之不痛，不欲饮食、小便短赤、大便偏干、心烦、口干、头晕耳鸣。西医诊断为"自主神经功能紊乱"。其舌质红、苔白滑、脉来沉弦小数。此乃无形之邪热痞于心下之证，治当泻热消痞，当以《伤寒论》“大黄黄连泻心汤”之法：大黄 3 g，黄连 10 g，沸水浸泡片刻，去渣而饮。服 3 次后，则心下痞满诸症爽然而愈。

按语： 本方治心下痞，邪热内陷证。其病机为无形热邪聚于心下，气机不畅。“心下”即胃脘，乃阳明经脉循行之主要部位。胃脘部憋闷、堵塞，按之濡软提示患者正气不虚，多由气机阻滞影响脾胃升降功能而引发。因气乃无形之邪，故只觉痞满而未感疼痛。火为阳邪，上扰于心，则见心烦失眠；下迫火府，则见小便短赤涩痛。此外，尚可见头痛面赤，或目赤而涩，或口舌生疮，或吐血、衄血、口干舌燥、舌红，苔黄浊，脉滑而数，或躁动有力等征象。治以大黄黄连泻心汤泻热消痞。本方之特色在于用麻沸汤法，诚如成无己《注解伤寒论》所云：“但以麻沸汤渍服者，取其气薄而泄虚热。”

——陈明，刘燕华，李方. 刘渡舟验案精选[M]. 北京：学苑出版社，1996.

附子泻心汤

原文： 心下痞，而复恶寒汗出者，附子泻心汤主之。(155)

病因病机： 阳明热邪，结于中焦，气机阻滞，兼有阳虚。

辨证要点： （中焦热邪＋气机阻滞＋阳虚）心下痞，恶寒汗出，手足冷，脉沉。

功效： 泻热消痞，扶阳固表。

现代临床应用： 凡热邪内结，而兼阳虚者，如上消化道出血、胃肠溃疡病、肠炎、慢性痢疾、复发性口腔溃疡、沙门菌感染症状、功能性便秘等，皆可应用。

医案： 严某，男，42 岁，2008 年 2 月 5 日初诊。胸脘堵闷、身冷 3 日。5 日前，出现恶寒、发热、头痛等症，经中药、西药治疗后，热退而出现胸脘满闷，身冷，口干，纳呆，大便如常，舌苔黄腻，脉弦细尺弦滑，为附子泻心汤方证。处方：大黄 6 g，黄连 6 g，黄芩 6 g，川附子 6 g(先煎)，上 4 味，大黄以开水浸泡，用其汤煎 3 味，服 1 剂，证解。尚纳差，予茯苓饮善后。

按语： 外感病治疗后，表邪入里，化热结于中焦，故见痞满，且解表药损伤阳气而身冷，符合附子泻心汤辨证要点，则泻热消痞，扶阳固表，效果明显。

——陶有强. 冯世纶经方临床带教实录[M]. 北京：人民军医出版社，2009.

3 少阳胃痞

小柴胡汤

原文： 伤寒五六日中风，往来寒热，胸胁苦满，嘿嘿不欲饮食，心烦喜呕，或胸中烦而不呕，或渴，或腹中痛，或胁下痞硬，或心下悸，小便不利，或不渴，身有微热，或咳者，小柴胡汤主之。(96)

病因病机： 少阳枢机不利，胆火内郁。

辨证要点： (肝胆郁热+脾虚)往来寒热，胸胁苦满，嘿嘿不欲饮食，心烦喜呕，口苦，咽干，目眩；妇人伤寒，热入血室；疟疾、黄疸与内伤杂病而见少阳证。

功效： 和解少阳。

现代临床应用： 急慢性胃炎、胆汁反流性胃炎、胃及十二指肠溃疡、慢性腹泻、便秘、厌食症。

医案： 范某，女，36 岁，农民。素为气血虚弱之躯，劳则短气自汗。半个月前，为情志所伤，肝气郁滞，始仅右手指麻木，继而上延肢体，甚时不知痛痒，夜睡后尤为明显。且两胁胀痛，饮食不思，嗳逆频频，手足时热时凉。舌淡红，苔薄白。脉象沉细而弦。观其脉症，麻木由肝郁气滞、经络痹阻所致。考麻木一症，有虚有实。气虚血弱，经脉失养，可致麻木。而气滞血瘀，痰饮停宿，亦可阻滞经脉而见麻木。又胁为肝之分野，左右乃升降之道。气机郁滞，升降之路痞塞，阴阳二气不相顺接，故而胁痛肢厥。治当疏肝理气，以达郁木。拟小柴胡汤加味：柴胡 12 g，黄芩 10 g，半夏 15 g，党参 10 g，甘草 6 g，白芍 15 g，地龙 6 g，生姜 6 片，大枣 6 枚，3 剂。二诊：麻木止，仍体倦短气，动则自汗。舌淡红，脉沉细。此气血两虚证也，拟当归补血汤加香附治之。

按语： 柴胡性味辛温，辛者金之味，故用之以平木，温者春之气，故以之入少阳；黄芩质枯而味苦，枯则能浮，苦则能降，君以柴胡，则入少阳矣；然邪之伤人，常乘其虚，用党参、甘草者，欲中气不虚，邪不得复传入里耳！是以中气不虚之人，虽有柴胡证俱，而党参可去也；邪初入里，气逆而烦呕，故用半夏之辛以除呕逆；邪半在表，则荣卫争，故用生姜、大枣之辛甘以和荣卫。

——闫云科. 临证实验录[M]. 北京：中国中医药出版社，2005.

● 大柴胡汤

原文： 伤寒发热，汗出不解，心中痞硬，呕吐而下利者，大柴胡汤主之。(165)

病因病机： 少阳病，解表发汗未解，邪入阳明，结于中焦，气机阻滞。

辨证要点： (少阳证＋热结中焦＋气机不利)往来寒热，胸胁苦满，心下痞硬，呕不止，郁郁微烦，便秘或下利，舌苔黄，脉弦数有力。

功效： 和解少阳，泻热散结消痞。

现代临床应用： 急慢性胰腺炎、急慢性胆囊炎、胆石症、慢性胃炎、胃及十二指肠溃疡、便秘。

医案： 张某，男，40 岁。患胆汁反流性胃炎 1 年，在昆明经商期间曾服用许多西药，因效果不显而回故乡治疗。刻下：烧心泛酸，恶心，大便干燥，胃部胀满，舌红苔白而厚，脉滑实有力。投大柴胡治之：柴胡 12 g，黄芩 15 g，半夏 10 g，大黄 10 g，枳实 20 g，白芍 30 g，生姜 3 片，大枣 3 枚，7 剂，水煎服。二诊：药后烧心泛酸减轻，大便爽，服药期间因食韭菜而泛酸一次。前方加黄连 3 g，栀子 10 g，再进 15 剂。药后随访，前症至今未发。

按语： 大柴胡汤为《伤寒论》少阳阳明合病之方。其主要症状包括胸胁或心下满(痞)、恶心呕吐、郁郁微烦、往来寒热、便秘，包含了少阳枢机不利和中焦升降失司，凡见此类病证，皆适用。

——李小荣，薛蓓云，梅莉芳. 黄煌经方医案[M]. 北京：人民军医出版社，2013.

4 太阴胃痞

● 半夏泻心汤

原文： 伤寒五六日，呕而发热者，柴胡汤证具，而以他药下之，柴胡证仍在者，复与柴胡汤。此虽已下之，不为逆，必蒸蒸而振，却发热汗出而解。若心下满而硬痛者，此为结胸也，大陷胸汤主之。但满而不痛者，此为痞，柴胡不中与之，宜半夏泻心汤。(149)

病因病机： 少阳病，当以小柴胡汤治而误下，损伤中阳，少阳邪热乘虚内陷，以致中气虚弱，寒热错杂。

辨证要点： （脾阳虚＋湿热）心下痞，但满而不痛。

功效： 寒热平调，健脾消痞散结。

现代临床应用： 慢性胃炎、慢性结肠炎、功能性消化不良、肠易激综合征、慢性胆囊炎、早期肝硬化等，属中气虚弱、寒热互结，症见痞、呕、下利者，均可运用。

医案： 张某，男，素嗜酒。1969 年发现呕吐、心下痞闷，大便每日两三次而不成形。经多方治疗，效不显。其脉弦滑，舌苔白，辨为酒湿伤胃，郁而生痰，痰浊为邪，胃气复虚，影响升降之机，则上见呕吐，中见痞满，下见腹泻。治以和胃降逆、祛痰消痞为主。拟方：半夏 12 g，干姜 6 g，黄芩 6 g，黄连 6 g，党参 9 g，炙甘草 9 g，大枣 7 枚。服 1 剂，大便泻下白色胶涎甚多，呕吐十去其七。又服 1 剂，则痞利皆减。凡 4 剂痊愈。

按语： 半夏泻心汤为少阳病误下所致心下痞而设，后世应用不拘于外感伤寒病，各种急慢性疾病凡见痞、呕、下利者均可运用，诸症不必悉具。本案患者脾胃病日久，中焦本虚，升降失司，则上见呕吐，中见痞满，下见腹泻，半夏泻心汤症悉具，辨证精确，故药到病除。

——刘渡舟. 新编伤寒论类方[M]. 太原：山西人民出版社，1984.

生姜泻心汤

原文： 伤寒，汗出解之后，胃中不和，心下痞硬，干噫食臭，胁下有水气，腹中雷鸣下利者，生姜泻心汤主之。(157)

病因病机： 太阳病汗后，余邪入里化热，中阳受损，水气不化，以致寒、热及水气错杂互结。

辨证要点： （脾气虚＋热邪＋水气）心下痞，干噫食臭，胁下有水气，腹中雷鸣下利。

功效： 健脾和胃消痞，散结除水。

现代临床应用： 急性胃肠炎、慢性胃炎、慢性结肠炎、功能性消化不良、肠易激综合征等，在半夏泻心汤证基础上兼有中焦水气表现，症见痞满、嗳气、口臭、肠鸣、腹泻者，均可应用。

医案： 潘某，女，49 岁，湖北潜江人。诉心下痞塞、噫气频作、呕吐酸苦，小便少而大便稀溏，每日三四次，肠鸣辘辘，饮食少思。望其人形体肥胖，面部水肿，色青黄而不泽。视其心下隆起一包，按之不痛，抬手即起。舌苔带水，脉滑无力。辨为脾胃之气不和，升降失司，中夹水饮，而成水气之痞。气聚不散则心下隆起，然按之柔软无物，为气痞耳。遵仲景之法予生姜泻心汤加茯苓。处方：生姜 12 g，干姜 3 g，黄连 6 g，黄芩 6 g，党参 9 g，半夏 10 g，炙甘草 6 g，大枣 12 枚，茯苓 20 g。连服 8 剂，则痞消，大便成形而愈。

按语： 本案为胃不和而水气痞塞心下。其病机在于脾胃气虚不运，水气内生波及胁下，或走肠间。《伤寒论》曰“胃中不和……胁下有水气”，予生姜泻心汤治疗。本方为半夏泻心汤加生姜而成，重用生姜之理，借助其辛散之力，健胃消水散饮。凡心下痞塞、噫气、肠鸣便溏、胁下疼痛，或见面部、下肢水肿，小便不利者，用本方治疗，效果甚佳。如水气明显，水肿、小便不利为甚，宜加茯苓利水为要。

——陈明，刘燕华，李方. 刘渡舟验案精选[M]. 北京：学苑出版社，1996.

甘草泻心汤

原文： 伤寒中风，医反下之，其人下利日数十行，谷不化，腹中雷鸣，心下痞硬而满，干呕心烦不得安，医见心下痞，谓病不尽，复下之，其痞益甚，此非结热，但以胃中虚，客气上逆，故使硬也，甘草泻心汤主之。(158)

病因病机： 太阳病反复误下，中阳严重受损，寒、热痞证明显及中焦升降严重失调。

辨证要点： (脾阳虚损严重＋热邪)心下痞硬而满，下利日数十行，谷不化，腹中雷鸣，干呕，心烦不得安。

功效： 健脾益气，和胃消痞。

现代临床应用： 慢性胃炎、胃溃疡、结肠炎、直肠溃疡、肛裂、痔疮、复发型口腔溃疡、贝赫切特综合征，以及结膜溃疡、阴道溃疡等。

医案： 周某，男，39 岁。有慢性胃肠炎和口腔溃疡病史 10 余年。病起于 10 余年前的一次肠炎腹泻，经用抗生素加蒙脱石散(思密达)止泻后，就遗留有长期腹胀便秘与腹泻便溏交替的问题。其后用三黄片、牛黄上清片等治疗，又转成反复胃胀、口腔溃疡。近年反复胃胀，口腔溃疡，腹泻，疲乏无力。饮食稍有不慎，或腹痛、腹泻、肠鸣，或胃胀泛酸、口臭、口腔溃疡，因此长期服黄连上清片和维生素 B_2，初用尚有效，久用几乎无效。每个月发生口腔溃疡两三次，舌头及口腔黏膜多处淡红溃烂疼痛，只能进流质清淡饮食，十分苦恼。脉诊：左右关脉弦滑，按之均有芤象。望诊：舌苔白腻，舌质淡红胖大。舌边及舌底黏膜多处有大小不等的淡红溃疡面，面色黄偏暗。触诊：腹软，无叩压痛，肠鸣亢进。拟方：甘草泻心汤加减。炙甘草 15 g，黄连 3 g，黄芩 10 g，党参 10 g，干姜 10 g，蒲黄 3 g，姜半夏 15 g，大枣 30 g，三七 1 g。7 剂，颗粒剂，日 1 剂，分 3 次服。二诊：诉此方极其神效，服药当日，口腔溃疡疼痛即见减轻，胃部也非常舒适，以前每次服药口腔溃疡稍见减轻，而胃肠却异常不适，人很疲劳，很焦虑。嘱守方，减化瘀药，加白芍、黄精，益气养阴，加强平息风火的功效，加减继续服药 1 个月。

按语： 甘草泻心汤乃治疗脾胃虚痞之方。湿热中阻，脾胃气虚已久，胆经风火肆虐。胆火犯胃，夹痰气上逆，痰气火郁阻于心下，故其人“心下痞硬而满”，胃虽痞胀硬，但按之柔软，食物难下。胆热犯胃，还常有干呕、恶心、嗳气、打嗝、泛酸等胆胃郁热气逆的表现。胆热内陷于胃肠引发的炎症，必须用黄连（专入胃肠），以清热燥湿，更须加用黄芩（专入胆经），以清胆热风火。胆热之所以能犯胃，胃气必虚。胃气虚，就必须加人参、甘草、大枣，补益养胃气。故而临证出现虚、热结而痞满，伴下利、肠鸣、干呕等升降失调表现时，皆可考虑用甘草泻心汤随症加减。

——余秋平.越辨越明少阳病：余秋平讲《伤寒论》之少阳病篇[M].
北京：中国中医药出版社，2020.

旋覆代赭汤

原文： 伤寒发汗，若吐若下，解后心下痞硬，噫气不除者，旋覆代赭汤主之。(161)

病因病机： 太阳病外邪虽经汗、吐、下而解，但治不如法，中气已伤，脾胃之气受损，胃气不降，痰阻气逆。

辨证要点： （脾胃虚损＋气结＋气逆）心下痞硬，噫气不除，或见纳差、呃逆、恶心，甚或呕吐，舌苔白腻，脉缓或滑。

功效： 健脾益气，降逆消痞。

现代临床应用： 胃神经症、胃扩张、慢性胃炎、胃及十二指肠溃疡、幽门不完全性梗阻、神经性呃逆、膈肌痉挛等。

医案： 王某，女，40 岁，1972 年 5 月就诊。患者既往有十二指肠溃疡病史，经常感到胃脘部痞满，嗳气冲逆频作，尤以进食后，痞满更甚，必待嗳气而后安，大便稀软，食纳稍差，舌质胖嫩苔白，脉弦滑。拟方：旋覆代赭汤加味。旋覆花 9 g，党参 9 g，法半夏 9 g，赭石 15 g，炙甘草 9 g，大枣 10 枚，枳壳 9 g，广木香 6 g，厚朴 9 g。服 5 剂后痞满嗳气减，进食后无甚胀感，食量增加，继服 5 剂，症状消失，后以调理脾胃，巩固临床疗效。

按语： 十二指肠溃疡病史多年，脾胃已虚，胃失和降，气结中焦，甚则上逆，故痞满，嗳气冲逆频作，食后益甚。便软、纳差及舌脉皆为脾虚之象。符合旋覆代赭汤之脾胃虚损＋气结＋气逆的辨证要点，故起效甚快。

——陈瑞春.陈瑞春论伤寒[M].北京：中国中医药出版社，2012.

小半夏加茯苓汤

原文： 卒呕吐，心下痞，膈间有水，眩悸者，小半夏加茯苓汤主之。（《金匮要略·痰饮咳嗽病脉证并治第十二》）

病因病机： 脾虚饮停心下，气机阻滞。

辨证要点： （心下水饮＋气结）心下痞，肠鸣，心悸，眩晕，或有恶心呕吐。

功效： 利水和胃，降逆消痞。

现代临床应用： 胃神经症、神经性呕吐、慢性胃炎、梅尼埃病、癔症、抑郁症等。

医案： 张某，女，41 岁，本镇珠宝沟人，2009 年 12 月 16 日就诊。因上腹部痞闷胀满，伴嘈杂不适 1 周，曾诊为慢性胃炎，给予泮托拉唑加多潘立酮（吗丁啉）、赛胃安，服后呕吐加剧，并感上腹痞闷加重，伴心下悸、头目眩晕，阵发性发作，因患者对西药产生不良反应，要求为其用中药治疗。余察其舌质淡，苔白滑，并据其卒然呕吐，伴心下痞满、头眩心悸，属痰饮病之饮停心下证。《金匮要略·痰饮咳嗽病脉证并治第十二》曰："卒呕吐，心下痞，膈间有水，眩悸者，小半夏加茯苓汤主之。"遂处方：半夏 15 g，生姜 30 g，茯苓 15 g。水煎服，3 剂。第 4 日，患者面带喜色来告之，此药服 1 剂，当夜即感呕止痞消，3 剂服完，诸症全消，因效果极好，要求再服 3 剂以巩固之。

按语： 本案为典型的痰饮呕吐，因饮停心下胃脘，阻滞气机故上腹部痞硬胀满，颇似胃炎而实非胃炎。由于用药切中病机，故获捷效。

——李小荣，薛蓓云，梅莉芳. 黄煌经方医案[M]. 北京：人民军医出版社，2013.

桂枝去桂加茯苓白术汤

原文： 服桂枝汤，或下之，仍头项强痛，翕翕发热，无汗，心下满，微痛，小便不利者，桂枝去桂加茯苓白术汤主之。(28)

病因病机： 脾虚阳郁，水饮内停。

辨证要点： (水气郁结)心下满微痛，悸而小便不利。

功效： 利水通阳。

现代临床应用： 癫痫、胃脘痛、流行性感冒、心悸、泄泻、哮喘、胸廓出口综合征、痢疾、恶寒不解等属于太阳误下后水气郁结者。

医案： 金某，女，42 岁。患左侧偏头疼痛 3 年多，屡治不效。伴有项强，胸脘胀满不舒，小便频数短少，大便正常。脉弦紧，舌苔水滑欲滴。处方：茯苓 30 g，白芍 30 g，白术 10 g，炙甘草 10 g，大枣 12 枚，生姜 10 g。

按语： 临床运用桂枝去桂加茯苓白术汤，辨证关键在“小便不利”。小便不利是膀胱气化失常、水邪内停的反映。水邪内停于膀胱，阳气受郁，经脉不利，则可见到翕翕发热、头项强痛等外证，所以看似表证而实非表证；水邪凝结，郁阻气机，使里气不和，则可见到心下满微痛等里证，似里实而并非里实证。所以汗、下之法都不适用。

——刘渡舟，王庆国，刘燕华. 经方临证指南[M]. 北京：人民卫生出版社，2013.

苓桂术甘汤

原文： 夫短气有微饮，当从小便去之，苓桂术甘汤主之；肾气丸亦主之。(《金匮要略·痰饮咳嗽病脉证并治第十二》)

病因病机： 中阳素虚，脾失健运，气化不利，水湿内停。

辨证要点： （脾虚水停）胸胁支满，目眩心悸，舌苔白滑。

功效： 温阳化饮，健脾利湿。

现代临床应用： 慢性支气管炎、支气管哮喘、心源性水肿、慢性肾小球肾炎水肿、梅尼埃病、神经症等属水饮停于中焦者。

医案： 王某，女，44 岁，2009 年 12 月 28 日初诊。患者胃脘痞塞半个月，食后胃脘痞胀不适，夜餐后尤甚，胃脘无疼痛，无泛酸，时有恶心欲呕，肢末欠温，小便调，大便不实，脉缓，舌淡苔薄黄腻。胃镜示“慢性浅表性胃炎”。治以半夏泻心汤加味和胃消痞，降逆止呕。药用：半夏 15 g，黄连 6 g，黄芩 10 g，炙甘草 6 g，干姜 6 g，党参 15 g，茯苓 10 g，枳壳 15 g，蒲公英 20 g，鸡内金 15 g，大枣 3 枚，生姜 3 片，3 剂。二诊，药后不作呕，胃痞症状缓解，余症同前，继进 5 剂，以冀消除，然服药后仍如故，未显大效。问患者，口稍干不欲饮，且近 2 年来背脊正中寒凉甚，面积如掌大。结合脉症考虑留饮作祟，即用苓桂术甘汤合前方化裁，连服 5 剂，诸症尽瘥。

按语： 本病胃痞用“半夏泻心汤”当属正治，缘何缓而不除，实为留饮未除，邪祟未清故也。加强问诊，知其背寒，口干不欲饮，方知留饮为患。胃为阳土，饮邪伤阳，胃痞不解。见是证用是方，谨守病机，各施其法。方增温阳化饮之力，参入苓桂术甘汤，俾饮邪去，中阳复，胃痞除。

——孟颖舟. 苓桂术甘汤的方证运用体会[C]//中国中医药学会. 国际（中日韩）经方学术会议暨第二届全国经方论坛论文集. 北京：国际（中日韩）经方学术会议暨第二届全国经方论坛，2011：215-217.

胃 痛

胃痛又称胃脘痛，是指以心窝部以下、脐以上的胃脘部疼痛为主症，或伴有脘胀、纳呆、泛酸、嘈杂、恶心呕吐等症的一种病证。

《黄帝内经》中称为“胃脘痛”“胃心痛”，《伤寒论》和《金匮要略》中称为“心下痛”“心下痞硬”等。本病涉及现代医学中急慢性胃炎、消化性溃疡、功能性消化不良、胃下垂、胃癌及胰腺炎等疾病。本病古今医家多从脏腑八纲辨治，“实则阳明，虚则太阴”，胃痛六经辨证中以阳明、太阴、少阳证多见。

1 太阳胃痛

小青龙汤

原文： 伤寒表不解，心下有水气，干呕发热而咳，或渴，或利，或噎，或小便不利，少腹满，或喘者，小青龙汤主之。(40)

伤寒心下有水气，咳而微喘，发热不渴。服汤已，渴者，此寒去欲解也。小青龙汤主之。(41)

病因病机： 太阳伤寒，内有水饮。寒饮在胃，外寒引动，遇寒即甚。

辨证要点： (表寒＋水饮结于胃脘)恶寒发热，无汗，喘咳，痰多而稀，胃中胀满疼痛，畏寒喜暖，进冷饮或遇冷则痛甚，得温则减，时有便溏、腹泻，舌苔白滑，脉浮。

功效： 温化寒饮，健脾和胃，止咳解表。

现代临床应用： 过敏性鼻炎、支气管哮喘、慢性支气管炎、慢性阻塞性肺气肿、肺源性心脏病等呼吸系统疾病，以及胸痹、胃痛、水肿、慢性荨麻疹、痛经等。

医案： 患者，女，40 岁，2014 年 5 月 18 日初诊。2 年来胃痛反复发作，遇寒加重，食纳差，每每进食后则鼻流清涕，时嗳气，形体消瘦，四肢无力，舌淡红，苔白腻，脉沉细，胃镜提示：糜烂性胃炎伴疣状胃炎。诊断为胃痛，证属胃中寒饮。治以温化寒饮，予以小青龙汤加减。桂枝 9 g，白芍 9 g，炙甘草 6 g，干姜 8 g，麻黄 6 g，法半夏 15 g，细辛 3 g，五味子 9 g，茯苓 10 g，白术 10 g。水煎服，日 1 剂，7 剂。2014 年 5 月 25 日二诊：胃脘部不适较前明显好转，进食后鼻流清涕虽有发作，但较前频率降低，舌淡红，苔薄白，脉沉细，守原方加香附 8 g，如法续服。2014 年 6 月 8 日三诊：诉诸不适症状已不明显，故停药。随访至今，病情平稳。

按语： 胃痛，虽无表证，但遇寒加重，且进食后鼻流清涕，此为寒饮伏聚于胃脘之证，胃脘近肺胃，水饮扰胃则痛，遇寒甚；水寒射肺则肺气不利而鼻流清涕。当予小青龙汤温化内伏之寒饮，寒饮去，则诸症自止，所谓治病求本。方中麻黄、桂枝发散寒邪，细辛、干姜温化胃脘寒饮，半夏和胃降逆，甘草护正和中，再加茯苓、白术合“苓桂术甘汤”之意，加强温化寒饮之效果。辨证既明，则方药不殆，故临床取得较好疗效。观小青龙汤条文，“心下有水气”，此为小青龙汤的主证，心下即胃脘，寒饮在胃，每当外寒引动，则胃痛愈甚，故当治以温化寒饮，健脾和胃。

——倪卫东，管仕伟，周春祥. 周春祥运用小青龙汤经验举隅[J]. 中医药临床杂志，2014，26(12)：1223-1224.

2 阳明胃痛

● 小陷胸汤

原文： 小结胸病，正在心下，按之则痛，脉浮滑者，小陷胸汤主之。(138)

病因病机： 痰热互结，正在心下。

辨证要点： （痰热中阻）胸膈满闷，心烦，按之心下痛。吐黄痰，便秘，脉浮滑。

功效： 清热涤痰散结。

现代临床应用： 消化系统、呼吸系统疾病证见痰热互结者。①胆汁反流性胃炎、急慢性胃炎、急性食管炎、反流性食管炎、胆囊炎、胰腺炎等以上腹部疼痛、便秘为主要临床表现的消化系统疾病；②胸膜炎、肺炎、支气管炎、哮喘、支气管扩张、自发性气胸、鼻窦炎等以胸闷、咳嗽、痰黄为主要临床表现的呼吸系统疾病。

医案： 孙某，女，58岁。胃脘作痛，按之则痛甚，其疼痛之处向外鼓起一包，大如鸡卵，濡软不硬。患者恐为癌变，急到医院做X线钡餐透视，因需排队等候，心急如火，乃请中医治疗。切其脉弦滑有力，舌苔白中带滑。问其饮食、二便，皆为正常。刘渡舟老先生辨为痰热内凝、脉络瘀滞之证。予小陷胸汤。瓜蒌30 g（先煎），黄连9 g，半夏10 g。此方共服3剂，大便解下许多黄色黏液，胃脘之痛立止，鼓起之包遂消，病愈。

按语： 《伤寒论》第138条曰："小结胸病，正在心下，按之则痛，脉浮滑者，小陷胸汤主之。""心下"，指胃脘。观本案脉证，正为痰热之邪结于胃脘，不蔓不枝的小结胸证。故治用小陷胸汤，以清热涤痰，活络开结。方中瓜蒌干寒滑润，清热涤痰，宽胸利肠，并能疏通血脉；黄连苦寒，清泻心胃之热；半夏辛温，涤痰化饮散结。三药配伍，使痰热各自分消，顺肠下行，而去其结滞。刘渡舟老先生认为，①瓜蒌在本方起主要作用，其量宜大，并且先煎。②服本方后，大便泻下黄色黏液，乃是痰涎下出的现象。③本方可用于治疗急性胃炎、渗出性胸膜炎、支气管肺炎等属痰热凝结者。若兼见少阳证胸胁苦满者，可予小柴胡汤合方，效如桴鼓。

——陈明，刘燕华，李方.刘渡舟验案精选[M].北京：学苑出版社，2007.

半夏泻心汤

原文： 伤寒五六日，呕而发热者，柴胡汤证具，而以他药下之，柴胡证仍在者，复与柴胡汤。此虽已下之，不为逆，必蒸蒸而振，却发热汗出而解。若心下满而硬痛者，此为结胸也，大陷胸汤主之。但满而不痛者，此为痞，柴胡不中与之，宜半夏泻心汤。（149）

呕而肠鸣，心下痞者，半夏泻心汤主之。(《金匮要略·呕吐哕下利病脉证治第十七》)

病因病机： 湿热蕴结，中焦痞塞。

辨证要点： (湿热+脾虚)呕而肠鸣，心下痞硬。上腹部满闷不适，按之无抵抗，恶心呕吐，腹泻肠鸣，食欲不振。

功效： 清热健脾，和中降逆，消痞散结。

现代临床应用： ①胃炎、胃及十二指肠溃疡、胆汁反流性胃炎、功能性胃病、慢性胆囊炎等以上腹部满闷不适、恶心为主要临床表现的疾病；②慢性肠炎、消化不良、肠易激综合征、醉酒呕吐或腹泻等以腹泻为主要临床表现的疾病。

医案： 患者，女，32岁，2011年11月12日初诊。主诉：上腹部不适伴乏力、怕冷多年。病史：上腹部隐痛不适，脘痞如有石压。乏力、怕冷，腰部以下尤甚。肤痒。月经周期24日，经量多，有血块，经前乳胀，带下量多。寐差梦多，大便2日一次，干稀不调。素常发作口腔溃疡。查体：舌红苔厚，脉按偏弱，上腹部按压疼痛，下肢皮肤干燥。既往史：青春期功能失调性子宫出血、阴道炎。处方：黄连3 g，黄芩6 g，姜半夏15 g，党参12 g，生甘草6 g，干姜6 g，大枣15 g。15剂，水煎服，每周服5剂。2011年12月13日二诊：胃脘痞痛缓解，腰以下冷痛好转。食欲可，大便1～2日一次，成形。时易失眠，近期经行大血块多，经量多。舌质偏红、舌苔略厚，脉略弱。处方：黄连3 g，黄芩10 g，姜半夏15 g，党参12 g，生甘草6 g，干姜6 g，大枣15 g。10剂，水煎，每周服5剂。

按语： 以半夏泻心汤为代表的寒温并用法治疗胃病常有卓效。但满而不痛谓之痞，半夏泻心汤经典方证胃脘满痞而不痛，但证之临床，脘痞伴有疼痛者也十分常见。胃脘痞痛与大便偏稀加之口疮时作，或睡眠欠佳，或脸部痤疮均为半夏泻心汤方证，多用于体质尚好的年轻人，本案即是典型。

——李小荣，薛蓓云，梅莉芳. 黄煌经方医案[M]. 北京：人民军医出版社，2013.

3 少阳胃痛

柴胡桂枝汤

原文： 伤寒六七日，发热，微恶寒，支节烦疼，微呕，心下支结，外证未去者，柴胡桂枝汤主之。(146)

病因病机： 少阳枢机不利，太阳营卫不和。

辨证要点： (小柴胡汤证+桂枝汤证)发热微恶风寒或往来寒热、肢体骨节疼痛、恶心欲呕、心下满闷不适，或心腹卒痛。

功效： 和解少阳，调和营卫。

现代临床应用： ①普通感冒、流行性感冒、肺炎、肺结核、胸膜炎、疟疾、斑疹伤寒、恙虫病、登革热、肝炎、产后感染发热等发热性疾病及感染性疾病；②消化道溃疡、胆石症、肠易激综合征、癫痫等具有突发性、痉挛性特征的腹痛类疾病；③三叉神经痛、坐骨神经痛、肋间神经痛、带状疱疹后遗症等神经痛；④过敏性鼻炎、过敏性紫癜、支气管哮喘、荨麻疹、花粉症等过敏性疾病。

医案： 患者，男，49岁，1955年7月初诊。十数年来被诊为胃下垂症。1个月前病情恶化，每食后或空腹即心下疼痛，周身倦怠甚重，起则眩晕，疼痛放射至左胸及背部，欲吐不出，胸中烦热，肠鸣亢进。胃下垂至骨盆。X线诊察结果，胃上部与十二指肠有溃疡，潜血反应强阳性。诊断：胃溃疡。因周身衰弱而劝其手术。心下部压痛明显，腹直肌轻度紧张。但其自感不甚紧张，几乎满腹凹陷。初予坚中汤加吴茱萸、牡蛎，因无效改用柴胡桂枝汤加牡蛎、小茴香，嘱其注意摄生，诸症减轻。服药5个月，周身症状好转。据再检查之结果，已无手术必要。8年来一直身体健康。

按语： 本方为小柴胡汤和桂枝汤合方，故治疗二方合病之太阳少阳兼见病证。本案患者胸痛、心烦、欲吐、起则眩晕为小柴胡汤证，兼见虚弱、倦怠、空腹痛等桂枝汤证，另外依据矢数道明的经验，疼痛、嘈杂者常加牡蛎、小茴香，故合方加味治之。

——矢数道明. 临床应用汉方处方解说[M]. 北京：学苑出版社，2008.

柴胡桂枝干姜汤

原文： 伤寒五六日，已发汗而复下之，胸胁满微结，小便不利，渴而不呕，但头汗出，往来寒热心烦者，此为未解也，柴胡桂枝干姜汤主之。(147)

病因病机： 少阳枢机不利，兼有水饮内结。

辨证要点： (肝胆郁热＋脾阳受损)半表半里虚寒证而见四肢厥冷，口干或苦，心下微结；往来寒热，胸胁苦满，汗出，口渴，便溏，心烦。

功效： 和解少阳，温水化饮。

现代临床应用： ①感冒、疟疾、不明原因低热不退等迁延反复、时发时止的发热性疾病；②胸膜炎、肺结核、肺门淋巴结肿大、肺炎、支气管炎、支气管哮喘等以胸闷咳嗽为主要临床表现的疾病；③慢性肝炎、早期肝硬化、慢性胆囊炎、慢性胃炎、结肠炎、消化性溃疡、亚急性腹膜炎等以腹泻为主要临床表现的疾病；④自身免疫性疾病，如甲状腺功能亢进、类风湿性关节炎、强直性脊柱炎、干燥综合征、系统性红斑狼疮、过敏性紫癜等；⑤癫痫、癔症、围绝经期综合征、慢性疲劳综合征、神经症等以失眠为主要临床表现的疾病。

医案： 张某，男，40 岁，工人，1982 年 5 月 16 日初诊。主诉：胃脘疼痛十余年之久，时发时止，终未能愈。饮食失调，或遇凉或饥饿则发作。得食稍缓，1～2 小时后其痛又发。食不甘味，素喜热饮。1980 年 4 月经放射科上消化道钡餐透视，发现胃黏膜纹理增粗，迂曲，十二指肠球部激惹、变形，具有明显溃疡龛影。诊断为慢性胃炎、十二指肠球部溃疡。1 周前因与人争吵，以致引起宿疾，脘痛不休，痛引右肋，口苦泛酸、乏力、烦而少眠、腹胀纳差，便溏，舌苔薄白，脉弦而缓。辨证为脾胃久虚、复受肝乘。立温脾清肝之法，方取柴胡桂枝干姜汤加减。处方：柴胡 15 g，桂枝 10 g，干姜 6 g，黄芩 10 g，牡蛎 30 g，高良姜 10 g，白芍 15 g，莱菔子 10 g，丁香 3 g，甘草 6 g，5 剂，水煎服。二诊：服药期间，疼痛未发，食量稍增。但有时仍觉胃脘不适，大便微溏，日一行。原方加力，稍变其剂。处方：柴胡 15 g，桂枝 10 g，干姜 6 g，黄芩 10 g，牡蛎 30 g，高良姜 10 g，莱菔子 10 g，煅瓦楞 30 g，香附 6 g，甘草 6 g，10 剂，水煎服。三诊：食欲转佳，诸症大减，守原方之意改拟散剂调服，每日午、晚各一次，每次 20 g，晨起加服舒肝丸 2 丸，皆以白开水送服，并嘱患者忌辛辣、烟酒、气恼。连服 1 个月病愈。复查上消化道钡餐透视，原十二指肠球部溃疡龛影消失。随访 2 年病未再发。

按语： 本案系寒热错杂之肝脾证候，以柴胡桂枝干姜汤为主方。胁痛医案属少阳病及太阴。本案属太阴素虚，复受肝乘。宗异病同治之原则，皆施以柴胡桂枝干姜汤加减，收到了同样疗效。由此观之，原文“伤寒五六日，已发汗而复下之”，此前提可不必拘泥。

——屈风林，王光耀. 柴胡桂枝干姜汤的临床应用点滴[J]. 新疆中医药，1985(4)：47-48.

大柴胡汤

原文： 太阳病，过经十余日，反二三下之，后四五日，柴胡证仍在者，先与小柴胡。呕不止，心下急，郁郁微烦者，为未解也，与大柴胡汤，下之则愈。(103)

伤寒十余日，热结在里，复往来寒热者，与大柴胡汤；但结胸，无大热者，此为水结在胸胁也。但头微汗出者，大陷胸汤主之。(136)

伤寒发热，汗出不解，心中痞硬，呕吐而下利者，大柴胡汤主之。(165)

按之心下满痛者，此为实也，当下之，宜大柴胡汤。(《金匮要略·腹满寒疝宿食病脉证治第十》)

病因病机： 少阳胆火内郁，兼阳明燥热里实。

辨证要点： (肝胆郁热＋腑实不通)胸胁苦满、口苦咽干、心下急，里实。呕吐，郁郁微烦，寒热往来或发热汗出不解，心下按之满痛。

功效： 和解少阳，通下阳明。

现代临床应用： ①胰腺炎、胃食管反流、胆汁反流性胃炎、胃及十二指肠溃疡、厌食、消化不良等以上腹部胀满疼痛为主要临床表现的疾病；②肠易激综合征、胆囊切除术后腹泻、脂肪肝腹泻等以腹泻、腹痛为主要临床表现的疾病；③肠梗阻(粘连性、麻痹性)、习惯性便秘等以便秘、腹痛为主要临床表现的疾病；④支气管哮喘、肺部感染等以咳嗽、气喘为主伴有上腹部胀满、胃食管反流的疾病；⑤高血压、脑出血、高脂血症、肥胖症、脑萎缩、精神病、抑郁症、焦虑症、老年性痴呆等以头痛、头昏、便秘为主要临床表现的疾病；⑥感冒、流行性感冒、肺炎等以发热为主要临床表现的疾病。

医案： 患者，女，45 岁，2012 年 1 月 32 日初诊。主诉：胃痛 2 个月。病史:受凉后胃痛加重,进食油腻后恶心,口苦脘胀,食欲不振,腹中气多,大便稀溏。刷牙龈衄。查体:舌淡红苔腻,脉沉滑。剑突下压痛明显,双下肢凹陷性水肿。体胖腹大,身高 158 cm,体重 64 kg。既往史:2005 年行子宫肌瘤手术。家族史:父亲患高血压、冠心病。父亲、母亲体形均胖壮。处方:柴胡 20 g,黄芩 10 g,姜半夏 15 g,枳壳 15 g,白芍 15 g,制大黄 10 g,干姜 10 g,大枣 20 g。9 剂,水煎,服 3 日停 2 日。2012 年 2 月 21 日二诊:药后胃痛缓,上腹部缩小,双下肢肿退。体重下降 1 kg。近有双侧太阳穴头痛,口干,齿衄,舌淡红苔腻,脉弦滑。原方续服,20 剂,服 3 日停 2 日。2012 年 4 月 24 日三诊:药后胃痛、脘胀症状基本消除,停药近 1 个月。现食欲不振,饥则恶心欲吐,夜寐易醒,牙龈衄血。舌苔薄腻,上腹按之仍感不适。处方:柴胡 20 g,黄芩 10 g,姜半夏 15 g,枳壳 15 g,白芍 30 g,制大黄 10 g,干姜 10 g,大枣 20 g,肉桂 10 g,当归 10 g,川芎 15 g。每周服 2～3 剂,9 剂。

按语: 该患者体胖腹大,结合查体及家族史,属大柴胡汤体质。尽管受凉后胃痛加重,貌似有寒象,但患者进食油腻后恶心、口苦脘胀、剑突下压痛明显、苔腻脉滑,为典型的大柴胡汤证,当抓主证,仅用大柴胡汤则效;三诊胃痛缓解,再结合恶心而纳眠欠佳、龈衄迁延之症进行加味(肉桂、当归、川芎),当属变通之法。

——李小荣,薛蓓云,梅莉芳.黄煌经方医案[M].北京:人民军医出版社,2013.

4 太阴胃痛

小建中汤

原文: 伤寒,阳脉涩,阴脉弦,法当腹中急痛,先与小建中汤,不差者,小柴胡汤主之。(100)

伤寒二三日,心中悸而烦者,小建中汤主之。(102)

虚劳里急,悸,衄,腹中痛,梦失精,四肢酸疼,手足烦热,咽干口燥,小建中汤主之。(《金匮要略·血痹虚劳病脉证并治第六》)

病因病机： 中焦脾虚，气血不足，复被邪扰。

辨证要点：（心脾不足＋气血双亏）桂枝汤证兼见胃腹痛或心悸而不呕。症见消瘦，乏力，腹中痛，心中悸而烦，或衄，或手足烦热，或失精，或咽干口燥。

功效： 建中补虚，调养气血。

现代临床应用： 胃痛、腹痛、便秘等消化系统疾病以消瘦、面黄或苍白、食欲不振、营养不良、贫血为主要临床表现者。

医案： 患者，女，54岁，菲律宾人，2011年8月9日初诊。主诉：胃痛5年。每于早餐后胃痛数分钟，其余时间无不适，偶有心悸。舌淡红，苔薄白润，脉寸沉涩，关尺沉细弦。予小建中汤。处方：桂枝45 g，赤芍90 g，生姜45 g（切），炙甘草30 g，大枣45 g（切），麦芽糖250 g（烊化），2剂。以水约1 400 mL煎至约600 mL，去渣，微火融化麦芽糖，分3次温服。2011年8月12日复诊。上药服后，胃痛已除，近数天早餐后已无疼痛。另平素多痰，偶有心悸。舌暗红，苔白腻，寸脉较前不涩，关尺脉细且较前不弦。改以苓桂术甘汤治之。茯苓60 g，桂枝45 g，白术30 g，炙甘草30 g。2剂。以水约1 200 mL煎至约600 mL，分3次服，翻煎同前，次日服。

按语： 该患者餐后胃痛，脉寸沉涩，关尺沉细弦，与条文“阳脉涩，阴脉弦，法当腹中急痛”脉证相符，同时偶有心悸、舌淡红苔白润，符合小建中汤方证，故用之胃痛除，后转重点治疗心悸一症，随之转方。

——李宇铭. 原剂量经方治验录[M]. 北京：中国中医药出版社，2014.

茯苓桂枝白术甘草汤

原文： 伤寒若吐、若下后，心下逆满，气上冲胸，起则头眩，脉沉紧，发汗则动经，身为振振摇者，茯苓桂枝白术甘草汤主之。(67)

心下有痰饮，胸胁支满，目眩，苓桂术甘汤主之。（《金匮要略·痰饮咳嗽病脉证并治第十二》）

夫短气有微饮，当从小便去之，苓桂术甘汤主之；肾气丸亦主之。（《金匮要略·痰饮咳嗽病脉证并治第十二》）

病因病机： 脾虚水停，水气上冲。

辨证要点：（心脾阳虚＋水饮）外寒内饮的头晕目眩、短气、小便不利气上冲。心下逆满、气上冲胸、目眩、短气、心悸、口渴、震颤。

功效： 温阳健脾，利水降冲。

现代临床应用： ①耳源性眩晕、高血压性眩晕、神经症眩晕、体位性低血压、椎-基底动脉供血不足等以眩晕为主要临床表现的疾病；②风湿性心脏病、冠心病、高血压性心脏病、肺源性心脏病、心律失常、心包积液、心脏神经症、心脏瓣膜病、心肌炎、低血压等循环系统疾病以心悸、胸闷、气短为主要临床表现的疾病；③胃下垂、消化性溃疡、慢性胃炎、神经性呕吐、胃肠神经症等消化系统疾病有胃内停水表现的疾病；④急慢性支气管炎、支气管哮喘、百日咳、胸膜炎等呼吸系统疾病以咳嗽、痰多、胸闷、短气为主要临床表现的疾病；⑤以目眩为表现的眼科疾病，如白内障、结膜炎、病毒性角膜炎、视神经萎缩、中心性浆液性脉络膜视网膜病变等；⑥以小便不利、浮肿为表现的疾病，如特发性水肿、睾丸鞘膜积液等。

医案： 患者，男，70 岁，菲律宾人。2010 年 9 月 1 日初诊。主诉：胃痛、下肢麻痹 1 年。胃痛，时有气上冲胸，伴有背痛，夜尿 3 次，偶有头晕。有白内障病史 3 个月，有高血压病史 20 年，血压最高 200/100 mmHg，一般在 130/100 mmHg。舌淡胖，苔白厚腻，脉紧滑。予苓桂术甘汤。处方：茯苓 60 g，白术 30 g，桂枝 45 g，炙甘草 30 g。2 剂。以水约 1 200 mL，煎至约 600 mL，分 3 次服。2010 年 9 月 15 日复诊。上药服后，胃痛已除，下肢麻木大症状减半，背痛稍减，无头晕，视力依旧。血压 130/100 mmHg。后续改以针灸治疗。

按语： 本案患者，胃痛伴有气上冲胸，头晕，舌淡胖，苔白厚腻，脉紧滑，为脾虚水停、水气上冲的典型表现。故予苓桂术甘汤原方原剂量，遵照《伤寒论》中煎服法，不仅胃痛迅速缓解，而且下肢麻木、头晕、背痛亦随之减轻。可谓效如桴鼓。

——李宇铭. 原剂量经方治验录[M]. 北京：中国中医药出版社，2014.

理中丸

原文： 霍乱，头痛发热，身疼痛，热多欲饮水者，五苓散主之；寒多不用水者，理中丸主之。(386)

大病差后，喜唾，久不了了，胸上有寒，当以丸药温之，宜理中丸。(396)

病因病机： 中焦阳虚，寒湿内阻，清气不升，浊气上逆。

辨证要点： (脾阳虚里寒)心下痞，大便溏泄，小便少者。畏寒喜温，精神萎靡，腹满腹胀，下利，食欲不振，心下痞硬，或涎唾多而清稀，舌质淡红，苔白或厚或腻者。

功效： 温中散寒，健脾燥湿。

现代临床应用： ①慢性胃炎、消化性溃疡、功能性消化不良、化疗后腹泻、小儿秋季腹泻、抗生素腹泻、肠易激综合征、溃疡性结肠炎、慢性细菌性痢疾等以腹泻为表现的疾病；②上消化道出血、过敏性紫癜、血小板减少性紫癜、失血性休克、功能失调性子宫出血等以出血暗淡为主要临床表现的出血性疾病；③心绞痛、风湿性心脏病、冠心病、低血压等以胸闷、气短为主要临床表现的疾病。

医案： 易某，女，34 岁，四川人，1979 年 10 月 6 日就诊。胃大部切除术后 4 个月，仍感胃脘部疼痛不适，绵绵不休，先后服用丹参饮、血府逐瘀汤、温胆汤等，以及西药，均无明显好转，遂转至冉品珍老先生处就医。症见胃痛隐隐，不思饮食，多食即吐，尤恶生冷，大便稀溏，舌淡苔白，脉缓无力。辨证为脾胃虚寒，治以健脾温中，投以理中汤。药选党参 15 g，干姜 15 g，白术 9 g，炙甘草 6 g。2 剂后胃痛大减，继服 12 剂而获愈。

按语： 术后胃痛，多由血瘀而成，临证之中，实非尽然。本案患者先后服用活血化瘀、除湿祛痰之品，并无效验。冉品珍老先生临证时常强调"治病之时，首明病因，再明病性，才能做到辨治得当"。患者胃痛隐隐，非痛如针刺，舌质不显紫暗，皆非血瘀之候，且见恶食生冷，大便稀溏，舌淡苔白，脉缓无力，皆属寒盛阳气不足之象。胃痛之因，多见感受寒邪，致使"寒邪客于胃肠之间，膜原之下，血不得散，小络引急，故痛"(《素问・举痛论》)。因此，治当温中以健脾，散寒而止痛，致使寒邪得散，脾复健运，气血得行，疼痛自解。

——李思成. 冉品珍教授验案四则[J]. 成都中医学院学报，1987(4)：13-14.

吴茱萸汤

原文： 食谷欲呕，属阳明也，吴茱萸汤主之。得汤反剧者，属上焦也。(243)

少阴病，吐利，手足逆冷，烦躁欲死者，吴茱萸汤主之。(309)

干呕，吐涎沫，头痛者，吴茱萸汤主之。(378)

病因病机： 胃中虚寒，浊阴上逆；肾阳虚衰，寒邪上干于胃，浊阴上逆；肝寒犯胃，浊阴上逆。

辨证要点： （寒浊上冲）胃虚寒干呕吐涎沫，胸闷或头痛者。

功效： 暖肝肾温胃，降浊逆止呕。

现代临床应用： ①胃食管反流、神经性呕吐、妊娠恶阻、食管癌、急慢性胃炎、胃下垂、消化性溃疡、贲门痉挛、幽门痉挛、瘢痕性幽门梗阻、顽固性呃逆等以呕吐涎沫为主要临床表现的疾病；②高血压脑病、颅内压增高性头痛、肥厚性硬脑膜炎、血管炎、结核性脑膜炎、病毒性脑炎、血管神经性头痛、习惯性头痛、脑瘤、颅内血肿、顽固性头痛、高血压、梅尼埃病、抑郁症、焦虑症、急性结膜炎、急性充血型青光眼、急性视神经乳头炎、癫痫等以头痛、呕吐为主要临床表现的疾病；③肠易激综合征、慢性肠炎、痢疾、盆腔炎等以腹痛、腹泻为主要临床表现的疾病。

医案： 范某，男，49 岁，1999 年 9 月 27 日初诊。近 2 年来胃脘常隐隐作痛，且喜温喜按。曾做胃镜检查，诊断为浅表性胃炎。患者中秋节食用水果后，胃脘痛加剧，并伴有呕吐，反酸，轻微腹胀，四肢不温，舌淡胖、苔白，脉沉迟无力。来诊前患者已服缓急解痉、健脾和胃类药物，无效。予吴茱萸汤治之，药用：吴茱萸 6 g，人参 9 g，生姜 18 g，大枣 4 枚。3 剂，每日 1 剂，水煎服，并嘱禁食生冷。患者服 2 剂后胃脘疼痛、呕吐、反酸等症若失。

按语： 该患者为脾胃虚寒型胃脘痛。脾胃虚寒，寒则气行不畅，胃络失于温养，故胃脘绵绵作痛；虚则喜按，寒则喜暖，故喜暖喜按；胃中虚寒，浊阴上逆则为呕吐；脾胃阳虚，运化不健，停痰聚饮，郁久成酸，故反酸；脾阳不能达于四肢则四肢不温；舌淡胖、苔白，脉沉迟亦为脾胃虚寒之象。方中吴茱萸味辛苦，性燥热，可温胃散寒止痛，下气降浊止呕，又能暖胃制酸；生姜亦可温胃散寒，且为“呕家圣药”，与吴茱萸共奏止呕之功；人参大补元气，益阴，补脾胃之虚；大枣益气健脾。全方共奏温胃补虚止痛、抑阴扶阳、降逆止呕之功。

——曲建强．吴茱萸汤治疗虚寒型胃脘痛[J]．山西中医，2011，27(7)：13.

半夏厚朴汤

原文： 妇人咽中如有炙脔，半夏厚朴汤主之。（《金匮要略·妇人杂病脉证并治第二十二》）

病因病机： 痰凝气滞，痰饮气结。

辨证要点： （痰阻＋气结）痰饮气结所致胸满、咽堵、咳逆。咽喉有异物感，或口腔、鼻腔、胃肠道、皮肤等躯体有异常感觉。

功效： 解郁化痰，顺气降逆。

现代临床应用： ①梅核气、舌觉异常、抑郁症、焦虑症、强迫症、恐惧症、胃神经症、心脏神经症、神经性呕吐、神经性尿频、神经性皮炎、肠易激综合征、心因性勃起功能障碍等以咽喉有异物感为特征的多种神经症；②咽炎、扁桃体炎、喉源性咳嗽、声带水肿等咽喉疾病；③厌食症、化疗后呕吐、食管痉挛、急慢性胃炎、胃下垂、功能性消化不良等以吞咽困难、呕吐、上腹胀为主要临床表现的疾病；④慢性支气管炎、哮喘、气胸、胸腔积液等以胸闷、咳嗽为主要临床表现的呼吸系统疾病。

医案： 徐某，男，40 岁，农民，2010 年 11 月 12 日初诊。素罹患胃脘痛，3 日前，劳后汗出当风，晚餐后饮冷茶，至午夜，胃脘胀痛，恶心呕吐，头身重痛，恶寒发热，舌苔白腻，脉浮紧。证属寒邪犯胃，食滞于中。治宜疏表散寒，温胃止痛。方用半夏厚朴汤加味：法半夏 10 g，厚朴 15 g，茯苓 10 g，紫苏叶 6 g，荆芥 5 g，焦三仙（焦山楂、焦麦芽、焦神曲）各 15 g，甘松 5 g，生姜 3 片。水煎服，日 1 剂。服 3 剂，表邪解，胃痛止。

按语： 本案为风寒外侵，内伤生冷，而致卫阳被遏，胃失和降。用半夏厚朴汤解表温胃；加荆芥疏风散寒；加焦三仙化滞和胃；加甘松理气止痛。诸药配伍，则寒散滞化，胃和痛止。

——马希贵，王露红.半夏厚朴汤临床妙用[J].四川中医，2011，29(10)：125-126.

旋覆代赭汤

原文： 伤寒发汗，若吐若下，解后心下痞硬，噫气不除者，旋覆代赭汤主之。（161）

病因病机： 脾胃气虚，痰饮内生，痰饮阻于中焦，气机升降失常而见心下痞硬，胃气上逆而见噫气频作。

辨证要点： （胃虚＋痰阻＋气逆）心下痞，噫气呕逆者。

功效： 和胃降逆，化痰下气。

现代临床应用： 贲门痉挛、食管贲门括约肌失弛缓症、胃肠神经症、食管梗阻、十二指肠壅积症、肿瘤放化疗之胃肠反应、眩晕、呕吐、梅尼埃病、神经症、癔症等以嗳气呃逆、呕吐恶心、心下痞闷为主要临床表现的胃气虚弱、痰浊内结、胃失和降。

医案： 尉某，男，49 岁，1966 年 9 月 29 日初诊。胃脘隐痛、痞闷、发堵 1 年余，嗳气频发，纳可不吐酸，大便不成形，小便正常。钡餐造影检查：胃黏膜粗乱、脱垂，胃肠蠕动慢。曾服 70 多剂药不效。脉左弦右涩，舌淡苔白腻，边有齿痕。属肝气犯胃，治宜降肝逆，调胃气。处方：旋覆花 9 g（布包），赭石 12 g（醋制 3 次），法半夏 9 g，厚朴 6 g，莪术 4.5 g，三棱 4.5 g，炒枳实 3 g，大腹皮 6 g，炙甘草 3 g，生姜 3 g，1 剂两煎，取 160 mL，早晚 2 次分服。1966 年 10 月 6 日二诊：药后好转，惟气候凉时尚腹满微痛、噫气，大便成形。脉弦滑，舌正苔退。病情初步稳定，前方加降香 3 g，莪术、三棱改为各 1.5 g。4 剂，煎服法同前。1966 年 10 月 18 日三诊：药后病情再减。食用白薯后又有腹胀噫气，大便不成形，小便正常。脉舌如前。病势减，宜丸剂缓服，巩固疗效。

按语： 本案由肝气郁结，横逆犯胃，兼有积滞，引起胃脘疼痛，痞闷发堵而噫气。用旋覆代赭汤加减，肝胃同治。

——中国中医研究院. 现代著名老中医名著重刊丛书·蒲辅周医疗经验[M]. 北京：人民卫生出版社，2005.

5 厥阴胃痛

● 乌梅丸

原文： 伤寒脉微而厥，至七八日肤冷，其人躁，无暂安时者，此为脏厥，非蛔厥也。蛔厥者，其人当吐蛔，令病者静，而复时烦者，此为脏寒。蛔上入其膈，故烦，须臾复止，得食而呕，又烦者，蛔闻食臭出，其人常自吐蛔。蛔厥者，乌梅丸主之。又主久利。（338）

病因病机： 上热下寒，蛔虫内扰。

辨证要点： （上热＋下寒）厥逆，烦躁，或腹痛、呕吐时缓时作，或虚寒久利。呕吐，烦躁，厥冷，疼痛，久利。

功效： 清上温下，安蛔止痛

现代临床应用： ①肠易激综合征、克罗恩病、慢性非特异性溃疡性结肠炎、慢性细菌性痢疾、糖尿病腹泻、直肠息肉、肠神经症等以痛泻为主要临床表现的疾病；②胆道蛔虫病、胆囊炎、胆汁反流性胃炎、糖尿病胃轻瘫等以呕吐、腹痛为主要临床表现的疾病；③焦虑症、抑郁症、痛经等以焦虑为主要临床表现的疾病。

医案： 患者，男，53 岁，2010 年 4 月 22 日初诊。患者胃痛 5 年余，近因劳作胃痛复发。刻诊：胃脘灼痛、拒按，伴嘈杂吞酸、呕恶纳呆，食后腹胀，便溏溲黄，四肢不温，舌边红，苔白中黄，脉沉弦。证属邪陷厥阴，寒热错杂，治宜辛开苦降、泄肝和胃。方用乌梅丸：乌梅 30 g，附子 10 g(先煎)，干姜 5 g，桂枝 5 g，细辛 5 g，椒目 6 g，黄柏 10 g，黄连 6 g，党参 12 g，当归 10 g。日 1 剂，水煎，分 2 次温服。服药 2 剂，胃痛即消失，嘈杂、吞酸等症亦瘥。随访至今，胃痛未再发作。

按语： 厥阴之经脉挟胃贯膈，肝气横逆，必犯中土，厥阴之气太盛化火循经上扰，故胃脘灼痛拒按，嘈杂吞酸；舌边红、脉沉弦为肝经郁热之象；苔白中黄、便溏溲黄乃寒热错杂之证，故治当寒热并用、泄肝和胃。章楠曰："木邪肆横，中土必困，故以辛热甘温助脾胃之阳，而重用酸以平肝，佐以苦寒泻火，因肝木中有相火故也。"乌梅丸药证相符，效果满意。

——宋力伟.乌梅丸治验[J].山东中医杂志，2012，31(1)：69-70.

当归四逆汤

原文： 手足厥寒，脉细欲绝者，当归四逆汤主之。(351)

病因病机： 血虚寒凝，血脉不畅。

辨证要点： (血虚＋血瘀＋血寒)四肢冰冷、发紫，疼痛剧烈，脉细。

功效： 养血通脉，温经散寒。

现代临床应用： ①三叉神经痛、消化性溃疡、肠痉挛、输尿管结石、肩周炎、慢性腹膜炎、腰肌劳损、子宫附件炎、子宫内膜异位症、乳腺纤维瘤、胆囊炎、胆道蛔虫病、坐骨神经痛、缩阴症、腱鞘炎等以疼痛剧烈如刺为主要临床表现的各种痛症；②雷诺病、血管神经性头痛、血栓闭塞性脉管炎、冻疮、红斑性肢痛症、硬皮病、手足皲裂、精索静脉曲张等以四肢冰冷疼痛为主要临床表现的疾病；③椎-基底动脉供血不足、冠心病、大动脉炎、高血压所致头痛、脑外伤头痛、过敏性紫癜、慢性荨麻疹、急慢性前列腺炎、附睾炎、阳痿等以肢体末端紫暗、疼痛为主要临床表现的疾病。

医案： 梁某，女，56 岁，农民，1996 年 12 月 10 日就诊。胃脘部疼痛反复发作 1 年，加剧 1 周。患者 1 年前出现胃脘部胀痛，伴恶心、嗳气。曾做纤维胃镜检查，诊断为"慢性浅表性胃炎"。服过多种西药，症状时好时坏。诊见胃脘胀痛，恶心，嗳气，身畏寒，手足不温，面色苍白，舌淡、苔薄白，脉沉细弦。中医诊为胃脘痛，证为脾胃虚寒。治以健脾和胃，温经止痛。拟当归四逆汤加减。处方：当归、桂枝、木通、陈皮、厚朴各 10 g，细辛、炙甘草各 5 g，白芍、大枣、苍术各 20 g。每日服 1 剂，水煎服。连服 7 剂，胃脘痛缓解，畏寒消失，余症减轻。随访 1 个月，胃脘痛未再发作。

按语： 本案胃脘痛，辨证为脾胃虚寒型。原可用黄芪建中汤治疗，因该患者兼有身畏寒、手足不温等症，而黄芪建中汤尚欠通经散寒之力，故拟当归四逆汤加味疗效较好。此方有健脾和胃之功，又有温经通络散寒之力，故止痛效果较好。

——曾宪进. 当归四逆汤新用[J]. 新中医，1997(11)：54.

芍药甘草汤

原文： 伤寒，脉浮，自汗出，小便数，心烦，微恶寒，脚挛急，反与桂枝，欲攻其表，此误也。得之便厥，咽中干，烦躁，吐逆者，作甘草干姜汤与之，以复其阳。若厥愈足温者，更作芍药甘草汤与之，其脚即伸。若胃气不和，谵语者，少与调胃承气汤。若重发汗，复加烧针者，四逆汤主之。(29)

问曰：证象阳旦，按法治之而增剧，厥逆，咽中干，两胫拘急而谵语。师曰：言夜半手足当温，两脚当伸，后如师言。何以知此？答曰：寸口脉浮而大，浮为风，大为虚，风则生微热，虚则两胫挛，病形象桂枝，因加附子参其间，增桂令汗出，附子温经，亡阳故也。厥逆，咽中干，烦躁，阳明内结，谵语烦乱，更饮甘草干姜汤，夜半阳气还，两足当热，胫尚微拘急，重与芍药甘草汤，尔乃胫伸，以承气汤微溏，则止其谵语，故知病可愈。(30)

病因病机： 阴液不足，经脉失养。

辨证要点： (筋脉挛急)四肢或胃腹等处挛急疼痛；肌肉痉挛，腹痛，腿痛，便秘。

功效： 滋阴养血，柔筋缓急。

现代临床应用： ①腓肠肌痉挛、坐骨神经痛、急性腰扭伤、腰肌劳损、腰椎病、糖尿病足、下肢静脉血栓形成、股骨头缺血性坏死、骨质增生症、足跟痛等以下肢疼痛为主要临床表现的疾病；②胃及十二指肠溃疡、胃痉挛、肠粘连、习惯性便秘、胆绞痛、肾绞痛、支气管哮喘、痛经等以腹痛为主要临床表现的疾病；③三叉神经痛、肋间神经痛、坐骨神经痛、牙痛等各种神经痛；④顽固性呃逆、不安腿综合征、小儿睡中磨牙症、颜面肌抽搐、眼睑痉挛、书写震颤症、阴茎异常勃起（强中）、阳痿、缩阴症、阴道痉挛等以肌肉痉挛为主要临床表现的疾病；⑤习惯性便秘、肛裂、胆汁淤积性肝硬化等以便秘为主要临床表现的疾病。

医案： 周某，女，36 岁。因反复胃脘部疼痛 2 年余，再发加重 1 周就诊，既往有“慢性胃炎”病史。现诉上腹部疼痛，较剧，阵发性发作，每次数分钟，数小时一发，伴胃脘部顶胀感，嗳气，无反酸，无恶心呕吐，纳差食少，夜寐欠安，大便稍溏，小便可，舌苔薄白，脉沉。行电子胃镜示慢性非萎缩性胃炎伴糜烂。辨为胃气壅滞之胃痛，当理气和胃，缓急止痛。处方：白芍 30 g，炙甘草 30 g。3 剂，水煎服。复诊诉疼痛明显缓解，偶有发作，舌苔薄白，脉沉。予白芍 20 g，炙甘草 20 g，延胡索 10 g，百合 10 g，茯苓 10 g，陈皮 10 g，瓜蒌皮 10 g，7 剂。未再复诊，半年后随访，胃痛未发。

按语： 芍药甘草汤在《伤寒论》原文即为处理急性“两胫拘急”而设，并无过多的辨证分析，本案作者经验“往往是 1～2 剂痛缓，2～3 剂痛除，多是重方先开 3 剂已达缓急止痛之效，尔后再根据患者临床症状辨证论治益以他药”，为我们提供了一个用方新思路：辨“症”与辨“证”用药相结合。此与“急则治其标，缓则治其本”的理念不谋而合。

——陈志坚. 芍药甘草汤治疗胃痛的临床体会[J]. 内蒙古中医药，2017，36(7)：28-29.

胁　痛

胁痛是以一侧或两侧胁肋部疼痛为主要表现的病证，是较为常见的一种自觉临床症状。

胁，是指侧胸部，为腋以下至十二肋骨部统称。胁痛是以部位结合自觉症状而命名的一种病证。《黄帝内经》中关于胁痛的相关论述较多，常以胁痛、胁下痛、季胁痛、心胁痛、胠胁痛、胸胁痛等病名及症状名散布于《黄帝内经》的多个篇章。胁痛的发生主要责之于肝胆。《灵枢・五邪》云“邪在肝，则两胁中痛”，可见肝经病变会引起胁痛；而《灵枢・经脉》云“胆足少阳之脉，……是动则病口苦，善太息，心胁痛不能转侧”，也说明足少阳之经气厥逆会引发胁痛。胁痛与《伤寒论》中“胸胁苦满”“胁下偏痛”等表现亦密切相关。《伤寒论》《金匮要略》中记载之小柴胡汤、旋覆花汤等方剂，均是治疗胁痛的有效方剂，对后世有较大影响。

现代医学的多种疾病，如急性肝炎、慢性肝炎、肝硬化、肝癌、急性胆囊炎、慢性胆囊炎、胆石症、急性胰腺炎、慢性胰腺炎、肋间神经痛、胸膜炎等，常以胁痛为主症或兼症。《伤寒论》常以胸胁苦满作为少阳病的主症之一，具有和解少阳功效的柴胡类方最为常用，现代应用中亦可见于阳明病、厥阴病。

1 阳明胁痛

大陷胸汤

原文： 伤寒六七日，结胸热实，脉沉而紧，心下痛，按之石硬者，大陷胸

汤主之。(135)

伤寒十余日，热结在里，复往来寒热者，与大柴胡汤。但结胸，无大热者，此为水结在胸胁也。但头微汗出者，大陷胸汤主之。(136)

太阳病，重发汗而复下之，不大便五六日，舌上燥而渴，日晡所小有潮热，从心下至少腹硬满，而痛不可近者，大陷胸汤主之。(137)

若心下满而硬痛者，此为结胸也，大陷胸汤主之。但满而不痛者，此为痞，柴胡不中与也，宜半夏泻心汤。(149)

病因病机： 水热互结于胸胁。

辨证要点： (水饮＋热结)心下结硬，满痛拒按而烦躁。

功效： 泻热逐水开结。

现代临床应用： 急性胰腺炎、急性胆囊炎、急性胆管炎、急性肠梗阻、溃疡病穿孔、继发性胰腺炎等证属水热互结者。

医案： 马某，男，60岁，1980年9月13日初诊。患肺结核病已30年，时好时犯。半个月前感冒发热，恶寒，出虚汗及夜间盗汗，汗以头颈部较多。左侧胸胁疼痛，转侧和咳嗽则痛剧。不能向左侧卧。气短烦躁，饮食大减，日不过100 g，口干不能饮，饮则憋喘甚。检查：体温38.6 ℃，脉搏112次/分，呼吸28次/分，呼吸短促，语音嘶哑。叩诊发现左侧胸部自第3肋下呈浊音。听诊左肺呼吸音低弱。触诊语音震颤左侧减低，右侧正常。气管右移。心脏无异常发现，肝脾未触及。X线检查：两肺上部见有许多散在的圆形致密钙化影。左侧第3肋下呈密实阴影，膈肌遮盖，肋膈角消失，阴影均匀一致。X线诊断：两上肺结核钙化灶，左侧胸腔积液。血沉70 mm/h。大便干，小便黄，舌质红，苔黄厚，脉两寸浮，关尺沉紧。诊断：结核性渗出性胸膜炎。处方：大黄9 g，芒硝9 g，甘遂3 g。3剂，水煎服。1980年9月16日二诊：服第1剂药后，大便日6次，气味恶臭，色黑。服第2剂后，大便日3次，为水样便，臭味减少。服第3剂后，大便日2次，为水样便，臭味更减。体温降至37.5 ℃，恶寒止，虚汗、心烦减，纳稍增，舌苔变薄、黄色稍减，关脉浮滑。X线检查示胸腔积液下降至第5肋。脉转浮滑，胸腔积液大减，又加连日腹泻，故拟小陷胸汤加味服之。处方：黄连6 g，半夏12 g，瓜蒌子12 g，麦冬12 g，元参12 g，百部9 g。3剂，水煎服。1980年9月19日三诊：大便稍稀，日1次，夜间盗汗止，舌苔白，脉寸浮，关尺沉紧，纳增，日食200 g，下午低热37.5 ℃，X线检查示胸腔积液，第5肋。处方：大黄9 g，芒硝9 g，甘遂3 g。3剂，水煎服。1980年9月23日四诊：服药后又腹泻，日2～4次，全身发软，下午低热 37.5 ℃，精神好转，咳痰不畅，饮食增加至每日 300 g，X 线检查示左侧胸腔积液消失。处方：麦冬 15 g，生地黄 18 g，百部 9 g，沙参 15 g，山药 12 g，炙皂角 3 g，陈皮 9 g，桑白皮 9 g，元参 15 g，牡丹皮 9 g，川贝粉 3 g(冲服)，侧柏叶 12 g，瓜蒌 15 g。服 12 剂，热退咳止，饮食增加，日 500 g 左右，血沉 50 mm/h。以后续服上方 21 剂，治疗其肺结核，1 个月后血沉正常，无自觉症状。随访至今，情况良好。

按语： 用大陷胸汤治疗结核性渗出性胸膜炎，曹颖甫曾有类似报道。甘遂与芒硝、大黄同煎，疗效不减，而副作用大减。用以消除胸腔积液，远较小陷胸汤和葶苈大枣汤为速，且后遗症少。只要脉证对，大陷胸汤可以连续服用。直至胸腔积液消失。续服时，患者的腹泻有渐减趋势。只要脉证对，高龄老人亦可服用。

——刘景祺.用大陷胸汤治疗结核性渗出性胸膜炎[J].上海中医药杂志,1983(1):26.

十枣汤

原文： 太阳中风，下利呕逆，表解者，乃可攻之。其人漐漐汗出，发作有时，头痛，心下痞硬满，引胁下痛，干呕短气，汗出不恶寒者，此表解里未和也。十枣汤主之。(152)

病悬饮者，十枣汤主之。(《金匮要略·痰饮咳嗽病脉证并治第十二》)

夫有支饮家，咳烦，胸中痛者，不卒死，至一百日或一岁，宜十枣汤。(《金匮要略·痰饮咳嗽病脉证并治第十二》)

病因病机： 水饮停于胸胁，气机升降不利。

辨证要点： (水饮+气逆)心下结硬、满痛拒按而烦躁者。

功效： 攻逐水饮。

现代临床应用： 肝硬化腹水、胸腔积液、癌性胸腔积液、重症腹水、结核性胸膜炎等病证属水饮气逆者。

医案： 刘某，男，38 岁，坪田乡人，1983 年 6 月 18 日就诊。因咳嗽、气短，咳嗽时牵引胸胁疼痛 7 日入院。患者有肺结核病史，经 X 线检查诊断为肺结核；右侧渗出性胸膜炎；胸腔积液(液平面在右侧第 3 肋间)。患者要求中医治疗。询其饮食可，小便黄短，大便难。查其体质较壮实，舌红、苔薄黄，脉弦。诊为悬饮。取甘遂、大戟、芫花各 2.4 g 研末，于每日早餐前半个小时用大枣15枚(破)、煎汤冲服,配用西药抗痨。用药后大便稀水样,腹泻日7~9次。上药每日1次,连用4日后感气短、胸胁痛好转,略感恶心,能进一般饮食,透视下见液平面在第4肋间。1983年6月12日复诊:上方甘遂、大戟、芫花各减量至1.8 g,大枣煎汤冲服,服后日泻5~7次,连用6日,咳嗽缓解,气短、胸胁痛解除。18日胸部X线检查未见明显胸腔积液。予调理之剂使归。

按语: 十枣汤为峻下逐水之剂,根据临床报道,甘遂、大戟、芫花以研末冲服,对胸腔积液、腹水的消除确有较好的疗效,但因药性峻猛,常产生一定的副作用,如轻度恶心、呕吐等,病非实证切莫为之;且峻下逐水乃治标之策,积极治疗原发病方为治本之法。

——廖秋元.十枣汤应用二则[J].湖南中医杂志,1987(3):45-46.

2 少阳胁痛

小柴胡汤

原文: 太阳病,十日以去,脉浮细而嗜卧者,外已解也。设胸满胁痛者,与小柴胡汤。脉但浮者,与麻黄汤。(37)

伤寒五六日中风,往来寒热,胸胁苦满,嘿嘿不欲饮食,心烦喜呕,或胸中烦而不呕,或渴,或腹中痛,或胁下痞硬,或心下悸,小便不利,或不渴,身有微热,或咳者,小柴胡汤主之。(96)

阳明病,胁下硬满,不大便而呕,舌上白苔者,可与小柴胡汤。上焦得通,津液得下,胃气因和,身濈然汗出而解。(230)

本太阳病不解,转入少阳者,胁下硬满,干呕不能食,往来寒热,尚未吐下,脉沉紧者,与小柴胡汤。(266)

呕而发热者,小柴胡汤主之。(379)

病因病机: 邪犯少阳,胆火内郁,枢机不利。

辨证要点: (肝胆郁热+脾胃失和)半表半里热证或见口苦、咽干、目眩、胸胁苦满、纳差。往来寒热,或疾病休作有时,胸胁苦满,心烦喜呕,嘿嘿不欲饮食，或发黄，或腹痛，或咳，心下悸，或渴，或郁冒。

功效： 和解少阳，调达枢机。

现代临床应用： ①感冒、流行性感冒、轮状病毒性肠炎、肺炎、急慢性扁桃体炎、疟疾、伤寒、妇女经期发热，以及各种无名发热等以发热为主要临床表现的疾病；②性胆囊炎、慢性胃炎、胃溃疡、慢性肝炎等以食欲不振、恶心呕吐为主要临床表现的疾病；③肺炎、胸膜炎、支气管哮喘、咳嗽变异性哮喘、支气管炎、结核病等以咳嗽为主要临床表现的疾病；④淋巴结肿大、淋巴结炎、淋巴结核、肿瘤淋巴结转移、慢性淋巴细胞白血病、恶性淋巴瘤、艾滋病、癌症等以淋巴结肿大为主要临床表现的疾病；⑤过敏性鼻炎、花粉症、日光性皮炎、湿疹等反复发作的过敏性疾病；⑥腮腺炎、鼓膜炎、化脓性中耳炎、口腔炎、角膜炎、虹膜炎等反复发作的五官科炎症；⑦桥本甲状腺炎、类风湿性关节炎、强直性脊柱炎、干燥综合征、自身免疫性肝病等自身免疫性疾病；⑧抑郁症、神经性食欲缺乏症、心因性阳痿等以抑郁为主要临床表现的疾病。

医案： 患者，女，57 岁，菲律宾人，2011 年 8 月 9 日初诊。右胁疼痛 1 年。伴有头痛，偶有口苦，头晕疲乏，心悸，眼侧头部有跳动感，视物模糊，眼部疼痛，小便正常，平素失眠，夜半易醒，醒后难寐。舌淡胖，苔白腻，脉细弦，右关有一结节。予小柴胡汤，处方：北柴胡 125 g，黄芩 45 g，姜半夏 60 g，生姜 45 g(切)，党参 45 g，炙甘草 45 g，大枣 45 g(切)，2 剂。以水约 2 400 mL，煎至约 1 200 mL，去渣，再煎至约 600 mL，分 3 次服。2011 年 8 月 12 日二诊：上药服后，右胁疼痛已除，头痛、心悸、咽干、头侧跳动、眼部疼痛等均减轻约一半，身体较前有力，无口苦。刻下晨起仍有头晕，失眠，视物模糊。舌脉基本如前，脉象较前不细。

按语： 小柴胡汤的应用，“但见一证便是，不必悉具”。该患者胁痛、口苦、目眩、头晕、脉弦，均为小柴胡汤应用指征，用之则取效甚捷。作者遵循原方原剂量，以原文 1 两折合现代 15 g 计算，药物用量整体较大，煎服法亦遵原文，收效迅速且未见明显副作用，值得我们探讨。

——李宇铭. 原剂量经方治验录[M]. 北京：中国中医药出版社，2014.

柴胡桂枝汤

原文： 伤寒六七日，发热，微恶寒，支节烦疼，微呕，心下支结，外证未去者，柴胡桂枝汤主之。(146)

病因病机： 少阳枢机不利，太阳营卫不和。

辨证要点： （小柴胡汤证＋桂枝汤证）往来寒热、胁肋疼痛、关节痛、外证未解者，或心腹卒痛。

功效： 和解少阳，调和营卫。

现代临床应用： ①普通感冒、流行性感冒、肺炎、肺结核、胸膜炎、疟疾、斑疹伤寒、恙虫病、登革热、肝炎、产后感染发热等发热性疾病及感染性疾病；②消化道溃疡、胆石症、肠易激综合征、癫痫等具有突发性、痉挛性特征的腹痛类疾病；③三叉神经痛、坐骨神经痛、肋间神经痛、带状疱疹后遗症等神经痛；④过敏性鼻炎、过敏性紫癜、支气管哮喘、荨麻疹、花粉症等过敏性疾病。

医案： 患者，女，70岁，1954年6月11日初诊。约半年期间心下至右胁下拘急，引起嗳气、呕吐则痛苦难忍，经治不愈。心下痞塞，持续不解，时时嘈杂、嗳气，胸闷不爽。营养一般，面容苦闷，无热。脉左弦紧，右沉细。血压为180/80 mmHg，舌苔白厚而垢，心下硬而紧，压痛明显，右季肋下尤甚，压之则呻吟。不借助家人之力则生活不能自理。1周来，每日经内科医师注射治疗，痛苦不除，因老人不能接受注射而中断治疗。内科医师诊为胆石症或胆囊炎，其他医师亦有诊断为溃疡病者。矢数道明诊断为胆石症，予柴胡桂枝汤加牡蛎、小茴香。服药后，胸胁苦满、心下痞满之苦，如冰溶化之爽快。症状日益减轻，2周期间痛苦基本消除。又服用1周后，患者满面笑容，腹部症状完全好转，紧张缓解。继服3个月痊愈，其后数年未见复发。（矢数道明治验《汉方治疗百话摘编》）

按语： “心下至右胁下拘急”“心下硬而紧，压痛明显，右季肋下尤甚”是柴胡桂枝汤腹证“心下支结”的典型表现。结合嗳气、呕吐、胸闷、面容苦闷、脉左弦紧右沉细，应用柴胡桂枝汤加牡蛎、小茴香，取得了良好的效果。经方腹诊明确者往往可以取得良好的效果。

——矢数道明．临床应用汉方处方解说[M]．北京：学苑出版社，2008．

柴胡桂枝干姜汤

原文： 伤寒五六日，已发汗而复下之，胸胁满微结，小便不利，渴而不呕，但头汗出，往来寒热心烦者，此为未解也，柴胡桂枝干姜汤主之。(147)

病因病机： 少阳枢机不利，兼有水饮内结。

辨证要点： （胆热＋脾寒）半表半里虚寒证而见四肢厥冷，口干或苦，心下微结。往来寒热，胸胁苦满，汗出，口渴，便溏，心烦。

功效： 和解少阳，温水化饮。

现代临床应用： ①感冒、疟疾、不明原因低热不退等迁延反复、时发时止的发热性疾病；②胸膜炎、肺结核、肺门淋巴结肿大、肺炎、支气管炎、支气管哮喘等以胸闷、咳嗽为主要临床表现的疾病；③慢性肝炎、早期肝硬化、慢性胆囊炎、慢性胃炎、结肠炎、消化性溃疡、亚急性腹膜炎等以腹泻为主要临床表现的疾病；④甲状腺功能亢进、类风湿性关节炎、强直性脊柱炎、干燥综合征、系统性红斑狼疮、过敏性紫癜等自身免疫性疾病；⑤癫痫、癔症、围绝经期综合征、慢性疲劳综合征、神经症等以失眠为主要临床表现的疾病。

医案： 肖某，女，34 岁，1990 年 6 月 9 日就诊。患慢性乙型肝炎 3 年余，上周化验肝功能，麝香草酚浊度试验 12 U，谷丙转氨酶 320 U，乙型肝炎表面抗原阳性。自诉两胁作痛，右胁明显，纳差，腹胀，便溏每日 3～4 次，周身乏力，尤以双下肢酸软为甚。手指发麻。月经先后无定期，晨起口苦特甚，虽漱苦味不减，且口干欲饮。望诊舌淡苔白，舌边红，切其脉，左脉沉弦，右脉缓而无力。证属胆热脾寒，治以清肝温脾。方药：柴胡桂姜汤。柴胡 16 g，黄芩 6 g，桂枝 10 g，干姜 10 g，天花粉 12 g，牡蛎 30 g(先煎)，炙甘草 10 g，7 剂，每日 2 次，水煎服。服药 5 剂后大便溏泄消失，胁痛、口苦亦好转。继服 7 剂，并佐入茵陈 15 g，土茯苓 12 g，凤尾草 15 g。先后 20 余剂，诸证消失，月事定期而至，饮食、精神转佳。1 个月后复查肝功能，谷丙转氨酶、麝香草酚浊度试验已恢复正常。

按语： 柴胡桂枝干姜汤为治疗少阳太阴合病之方，该患者胁痛、口苦、口干、左脉沉弦，为少阳病；纳差、腹胀、便溏、舌淡苔白、右脉缓和无力，为太阴病。整体来看即刘渡舟老先生总结的胆热脾寒之证，以柴胡桂枝干姜汤清肝温脾，契合病机，此为正治。

——王洪延. 刘渡舟教授运用柴胡桂枝干姜汤治验 2 则[J]. 北京中医杂志，1993(2)：47.

大柴胡汤

原文： 太阳病，过经十余日，反二三下之，后四五日，柴胡证仍在者，先与小柴胡。呕不止，心下急，郁郁微烦者，为未解也，与大柴胡汤，下之则愈。(103)

伤寒十余日，热结在里，复往来寒热者，与大柴胡汤。但结胸，无大热

者，此为水结在胸胁也。但头微汗出，大陷胸汤主之。(136)

伤寒发热，汗出不解，心中痞硬，呕吐而下利者，大柴胡汤主之。(165)

按之心下满痛者，此为实也，当下之，宜大柴胡汤。(《金匮要略·腹满寒疝宿食病脉证治第十》)

病因病机： 少阳胆火内郁，兼阳明燥热里实。

辨证要点： (肝胆郁热＋腑实不通)胸胁苦满、口苦咽干、心下急，里实。呕吐，郁郁微烦，寒热往来或发热汗出不解，心下按之满痛。

功效： 和解少阳，通下阳明。

现代临床应用： ①胰腺炎、胆囊炎、胆石症、胃食管反流、胆汁反流性胃炎、胃及十二指肠溃疡、厌食、消化不良等以上腹部胀满疼痛为主要临床表现的疾病；②肠易激综合征、胆囊切除术后腹泻、脂肪肝腹泻等以腹泻、腹痛为主要临床表现的疾病；③肠梗阻(粘连性、麻痹性)、习惯性便秘等以便秘、腹痛为主要临床表现的疾病；④支气管哮喘、肺部感染等以咳嗽、气喘伴有上腹部胀满、胃食管反流的呼吸系统疾病；⑤高血压、脑出血、高脂血症、肥胖症、脑萎缩、精神病、抑郁症、焦虑症、老年性痴呆等以头痛、头昏、便秘为主要临床表现的疾病；⑥感冒、流行性感冒、肺炎等以发热为主要临床表现的疾病。

医案： 靳某，男，32岁，2011年12月8日初诊。主诉：左胁疼痛1个月。1个月前患者因急性胰腺炎住院治疗18日，症状缓解后出院。现左胁阵发疼痛，痛有定处，纳少，便软，寐多梦，舌红，苔黄厚腻，脉弦细。血淀粉酶188 U/L，脂肪酶122 U/L，尿淀粉酶3 015 U/L。诊断：胁痛。辨证：肝胆湿热，气滞血瘀。治则：利胆疏肝，清热化瘀。方予大柴胡汤加味。药物组成：柴胡30 g，大黄10 g(后下)，枳实10 g，黄芩10 g，清半夏10 g，白芍30 g，茵陈30 g，泽兰30 g，王不留行30 g，丹参30 g，青皮10 g，郁金10 g，炙甘草10 g。每日1剂，水煎取汁300 mL，分早、晚2次空腹服，共服3剂。2011年12月13日二诊：服药后左胁痛减轻，纳增，便软，仍多梦，舌红，苔黄腻，脉弦细。血淀粉酶140 U/L，脂肪酶89 U/L，尿淀粉酶2 572 U/L。药中病机，继服前方10剂。2011年12月25日三诊：左胁痛偶发，纳可，梦减少，舌红，苔薄黄略腻，脉弦细。血淀粉酶52 U/L，脂肪酶45 U/L，尿淀粉酶490 U/L。肝胆湿热之征象已减轻，故减少柴胡、大黄之量；湿热伤阴致血不养心出现多梦，故加酸枣仁以养血安神，更方：柴胡15 g，大黄6 g(后下)，枳实10 g，黄芩10 g，清半夏10 g，白芍30 g，茵陈30 g，炒酸枣仁30 g，炙甘草 6 g，鲜姜 6 片，大枣 3 枚。共服 10 剂。后未来复诊，1 个月后电话回访告知药后已无自觉不适，各项检查均正常。

按语：《灵枢·五邪》记载："邪在肝，则两胁中痛。"患者平素饮食不节，饮酒过量，致脾胃损伤，湿浊内生，阻遏气机，肝胆疏泄失于条达，故致胁痛。肝郁日久，久病多瘀，瘀血停着，痹阻胁络，故痛有定处。湿浊停滞胃脘，则纳呆。肝失条达，气郁化火，热扰心神，故多梦。气机郁滞，鼓动血脉之力被束则脉弦细。舌红，苔黄厚腻为湿热蕴结之象。胆属少阳，肝与胆相表里，胆腑清利则肝气条达，故选用大柴胡汤利胆疏肝，清热化瘀。加青皮、郁金以理气；茵陈清利湿热；炙甘草配白芍柔肝缓急止痛；泽兰、王不留行、丹参活血养血。诸药合用以肝胆疏利，湿热浊邪得清，瘀血得祛，新血得生，肝络得养，则胁痛自除。人体各脏腑功能恢复正常，气机升降出入得当，新陈代谢旺盛，各项化验指标自然也趋于正常。

——刘士梅. 王九一应用大柴胡汤经验举隅[J]. 河北中医，2014(8)：1129-1131.

柴胡加龙骨牡蛎汤

原文： 伤寒八九日，下之，胸满烦惊，小便不利，谵语，一身尽重，不可转侧者，柴胡加龙骨牡蛎汤主之。(107)

病因病机： 邪入少阳，弥漫三焦，心神逆乱。

辨证要点：（邪入少阳＋心神逆乱）小柴胡汤证见气冲心悸、二便不利、烦惊不安。胸满，脐部动悸、烦、惊，睡眠障碍，小便不利，谵语，身重难以转侧，苔黄腻，脉弦硬或滑而有力。

功效： 和解少阳，通阳泻热，重镇安神。

现代临床应用： ①抑郁症、恐惧症、神经性耳聋、高血压、脑动脉硬化症等以抑郁为主要临床表现的疾病；②精神分裂症、老年性痴呆、脑萎缩、小儿大脑发育不良等以精神障碍为主要临床表现的疾病；③帕金森病、脑损伤、癫痫、小儿多动症、小儿脑瘫等以动作迟缓、抽动震颤为主要临床表现的疾病；④性功能障碍、闭经、围绝经期综合征、肠易激综合征、脱发、痤疮等伴有睡眠障碍者；⑤心律不齐、心脏神经症、心房颤动、期前收缩等以惊恐动悸为主要临床表现的疾病。

医案： 张某，男，52 岁，1999 年 10 月 20 日初诊。主诉：右胁下疼痛 2 个月。经 B 超检查诊断为胆结石并行胆囊摘除术。术中共取出结石 8

粒，最大直径 1.6 cm。术后 5 日卒发右胁下手术切口处阵发性剧痛，甚时牵及右肩背，伴口苦恶心、大便秘结。经西药抗炎、解痉、镇痛治疗，效果不著。后投重剂大柴胡汤 3 剂，大便得通，疼痛缓解，但心下痞满，恶心纳呆，口干口苦，纳食少量水果后干苦愈甚，大便稍干，日行 1 次。诊见患者焦躁不安，汗出阵阵，辗转不宁，舌质暗淡，苔薄黄润，脉细弦。诊断为胁痛（西医诊断：胆囊术后综合征）。证属胆去正损，脾胃失运，寒热互结，气机郁滞。治宜寒温并用，疏肝解郁，益气和胃。方用柴胡加龙骨牡蛎汤加减：柴胡、黄芩、半夏、党参、桂枝各 9 g，茯苓、龙骨、牡蛎各 15 g，白芍、延胡索各 12 g，陈皮、炒麦芽各 15 g，大黄、生姜各 6 g。每日 1 剂，水煎服。服药 3 剂后，右胁疼痛、心下痞满、口苦恶心等症状明显减轻，饮食增加，情绪稳定，惟大便质稀，日行 3 次。上方去大黄、龙骨、牡蛎，加白术 10 g，继服 5 剂，诸症皆平。

按语： 胆囊术后综合征临床表现复杂，一般可分为两类：其一或因结石残留，或因胆道感染，或因 Oddis 括约肌痉挛狭窄，胆汁黏稠淤滞，而使湿热蕴结，肝失疏泄；其二因手术摘胆，气血受损，脾胃受困，以致肝郁脾虚。本案患者由于湿热蕴结，气血郁滞，腑气失通，而清疏通泻太过，导致寒热虚实并现。方中以柴胡、黄芩疏泄肝胆，白芍、延胡索柔肝缓急、活血理气；半夏、茯苓、陈皮燥湿和胃、行气消痞；党参健脾益胃以扶其正；桂枝、生姜通阳温胃，共振脾胃生机；龙骨、牡蛎重镇安神、兼敛其汗；小量大黄活血止痛，轻通腑气；佐以炒麦芽消食健胃，以防重镇之品伤胃。

——南晋生. 柴胡加龙骨牡蛎汤新用[J]. 中国民间疗法，2005(1)：51-52.

四逆散

原文： 少阴病，四逆，其人或咳，或悸，或小便不利，或腹中痛，或泄利下重者，四逆散主之。(318)

病因病机： 肝气郁遏不达。

辨证要点： （阳气郁遏不达）胸胁苦满，或腹痛、大便溏泄。四肢冰凉，胸胁苦满，腹中痛，脉弦。

功效： 舒畅气机，透达郁阳。

现代临床应用： ①胆囊炎、胆石症、胃炎、胃及十二指肠溃疡、肠易激综合征、泌尿道结石急性发作、胃下垂、消化不良等以腹痛、腹胀为主要临床表现的疾病；②顽固性呃逆、腓肠肌痉挛、女性急迫性尿失禁、神经性头痛等以肌肉痉挛为主要临床表现的疾病；③经前期紧张综合征、心因性阳痿、胃神经症、心脏神经症、神经性皮炎、不安腿综合征等紧张不安者；④冠心病、急性乳腺炎、肋间神经痛、肋软骨炎等以胸闷、胸痛为主要临床表现的疾病。

医案： 王某，男，48岁，工人。食欲不振，肝区疼痛1年余，经传染病医院诊断为无黄疸性肝炎，屡用中西药物治疗，效果不明显。就诊时自觉胁痛隐隐，脘腹胀闷，神疲乏力，胃纳不佳，寐尚可，二便自调。舌色暗，舌苔根部黄腻，切脉弦细。辨为肝郁化热，日久入络。治宜轻宣郁热，佐以通络之法。处方：柴胡10 g，枳壳10 g，白芍10 g，甘草6 g，栀子10 g，菊花10 g，桑叶10 g，僵蚕9 g，丝瓜络12 g，佛手6 g，薏苡仁15 g，焦三仙30 g。连服15剂，纳谷渐香。续服15剂，胁痛愈。守方加山药、黄精以养脾阴，巩固疗效。半年后复查，病告痊愈。

按语： 肝气郁结，易夹热为病。高鼓峰指出："气不舒则郁而为热。"气郁发热，既不同于肝火燔灼，也不同于热入血室，亦不同于阴虚热盛，乃气机郁遏，阳气不达使然。治疗应"木郁达之""火郁发之"，以开郁为主，宜轻宣透解之品，勿蹈厚味凝重之辙。本案病程虽达1年之久，但郁热不除的矛盾仍然比较突出，故直守轻泻肝滞，略佐僵蚕、丝瓜络，使透中有通，故取效较著。

——陈明，刘燕华，李方. 刘渡舟验案精选[M]. 北京：学苑出版社，2007.

3 太阴胁痛

黄连汤

原文： 伤寒，胸中有热，胃中有邪气，腹中痛，欲呕吐者，黄连汤主之。(173)

病因病机： 上热下寒，胸中有热，胃中有寒，升降失司，表里失和。

辨证要点： (胃热＋脾寒)胸脘痞闷，烦热，气逆欲呕，腹中痛，或肠鸣泄泻，舌苔白滑，脉弦者。

功效： 寒热并调，和胃降逆。

现代临床应用： 本方临床运用范围较广，急慢性肠胃炎、某些溃疡病、胆囊炎等可获显效。

医案： 魏某，女，54 岁，1982 年 7 月就诊。素有胸闷胁痛，曾住院治疗。B 超诊断为胆囊炎伴胆石症。近来胃部疼痛，厌食油腻，思呕泛，曾吐苦味绿色水，大便较稀，次多，舌苔厚腻，脉弦。处方：黄连 6 g，姜半夏 9 g，炙甘草 6 g，干姜 6 g，桂枝 9 g，太子参 12 g，大枣 12 枚，姜竹茹 12 g，12 剂。复诊谓服药后痛减，呕泛止，大便次数渐正常。再续服 7 剂，以资巩固。

按语： 本案首辨其上热下寒，腹痛与呕吐。因阳气内郁胸中，胃有邪气，致脾胃失于升降，胃不得降，则胸中有热而欲呕吐；脾不得升，则中焦有寒而腹中痛，邪气阻滞于中、寒热分据上下，故投本方，以升降阴阳，效果显然。

——何任. 治胆囊炎之升降阴阳法[J]. 浙江中医学院学报，1988(6)：44-45.

4 厥阴胁痛

旋覆花汤

原文： 肝着，其人常欲蹈其胸上，先未苦时，但欲饮热，旋覆花汤主之。(《金匮要略・五脏风寒积聚病脉证并治第十一》)

寸口脉弦而大，弦则为减，大则为芤，减则为寒，芤则为虚，寒虚相搏，此名曰革，妇人则半产漏下，旋覆花汤主之。(《金匮要略・妇人杂病脉证并治第二十二》)

病因病机： 肝经气血瘀滞，着而不行。

辨证要点： (肝血瘀气结)胸胁痞闷不舒，胀痛、刺痛。

功效： 行气活血，通阳散结。

现代临床应用： 本方加活血化瘀、理气宣络之品治疗肋间神经痛、慢性肝胆疾病疾病、慢性胃炎、冠心病等，或以本方配合祛风药治疗偏头痛和面瘫。

医案： 刘某，女，24 岁。素来情志抑郁不舒，患右胁胀痛、胸满 2 年余，迭经医治，屡用逍遥、越鞠疏肝解郁之药而不效。近几日胁痛频发，势如针刺而不移动，以手击其痛处能使疼痛减缓。兼见呕吐痰涎，而又欲热饮，饮后暂时心胸为之宽许。舌质暗，苔薄白，脉来细弦，刘渡舟老先生诊为“肝着”之证，投旋覆花汤加味。处方：旋覆花 10 g(包煎)，茜草 12 g，葱白 10 g，合欢皮 12 g，柏子仁 10 g，丝瓜络 20 g，当归 10 g，紫降香 10 g，红花 10 g。服药 3 剂，疼痛不发。

按语：《金匮要略・五脏风寒积聚病脉证并治第十一》云：“肝着，其人常欲蹈其胸上，先未苦时，但欲饮热，旋覆花汤主之。”“肝着”为肝失疏泄，气血郁滞，肝络瘀积不通所致。辨识本证当着眼于以下两点：一是“其人常欲蹈其胸上”；二是“但欲饮热”。本案患者胁痛欲以手击其胸间，且热饮后胸胁暂宽，符合“肝着”病之证候特点，故用旋覆花汤加味治疗。原方由旋覆花、新绛、葱白三味组成，功专下气散结，疏肝利肺，活血通络。新绛为茜草所染，药店无售，临床常以茜草或红花代之。本案加紫降香以助旋覆花下气散结。加当归、丝瓜络以助茜草活血化瘀通络。加合欢皮、柏子仁既能疏肝郁以理气，又能养肝血以安神。诸药合用，肝升肺降，气机调和，血络通畅，则诸症可解。叶天士所用“通络法”，其基本方即为“旋覆花汤”，临床用于“久病入络”之证，每取良效。

——陈明，刘燕华，李方. 刘渡舟验案精选[M]. 北京：学苑出版社，2007.

呕　吐

呕吐是指由外邪、饮食、情志等因素引起胃失和降，胃气上逆，导致胃中的食物、痰涎和水液等经口吐出，或仅有恶心干呕的一类病证。呕与吐往往并见，很难截然分开，故一般合称使用。多数医家认为有声有物为呕，有物无声为吐，有声无物为干呕或哕。《金匮要略》中专门有"呕吐哕下利"篇，是现存最早记载"呕吐"称谓的医书。

临床中呕吐可为主症，亦可为伴随症状；可由疾病本身所致，亦可为误治所致，治疗当分清主次，用药时能兼顾者为上。

1 太阳呕吐

桂枝汤

原文： 太阳中风，阳浮而阴弱。阳浮者，热自发，阴弱者，汗自出。啬啬恶寒，淅淅恶风，翕翕发热，鼻鸣干呕者，桂枝汤主之。(12)

病因病机： 风寒袭表，邪干胃腑，升降失调，胃气上逆故而干呕。

辨证要点： (风寒表虚)太阳证见发热、恶风寒、有汗、脉缓。

功效： 调和营卫，和胃止吐。

现代临床应用： 胃肠型感冒，以太阳中风兼见恶心、呕吐或干呕、食欲不振、下利或不大便为运用指征。

医案： 郑某，女，42 岁，2017 年 8 月 28 日初诊。患者 1 日前因为感受风寒邪气后，出现恶心呕吐，恶寒发热，时有汗出，腹痛腹泻，喜温喜按，饮食可，睡眠安。舌淡红，苔白，脉浮数。证属风寒束表，治以调和营卫，投用桂枝汤化裁：桂枝 15 g，白芍 15 g，炙甘草 10 g，生姜 10 g，大枣 10 g，党参 15 g，干姜 10 g，炒白术 15 g，荆芥 10 g，防风 10 g，3 剂。经反馈，服用 3 剂后诸症缓解。

按语： 该患者风寒之邪直犯中焦，导致太阴脾土虚弱，运化失司，气机升降失常，胃气上逆则吐，脾气下陷则利；太阴脾土虚弱，致腹失温养，则腹痛，喜温喜按；表邪未解，营卫失调，则恶寒发热，时有汗出，此为太阴里虚兼表邪之证。《伤寒论》有云："太阴病，脉浮者，可发汗，宜桂枝汤。"《金匮心典》言："桂枝汤，内证得之，化气调阴阳。"桂枝汤发中有收，能调和营卫阴阳，通彻表里上下，以达汗止、呕消、泻停的目的。再合用理中汤以加强温中降逆，安内攘外，再加荆芥、防风卫外固表。治疗呕吐时所用桂枝汤方，切不可用肉桂代替桂枝，桂枝为辛温之品，在此处有平逆之功，可助止呕，而肉桂却无此功。

——曹晨，吕冠华. 吕冠华运用仲景经方治疗呕吐验案 6 则[J]. 中医药临床杂志，2019，31(8)：1461-1463.

● 葛根加半夏汤

原文： 太阳与阳明合病，不下利，但呕者葛根加半夏汤主之。(33)

病因病机： 风寒侵袭太阳，表里不和，升降功能紊乱，胃气不降。

辨证要点： (风寒表实＋里实)可见发热、恶风寒、头项强痛、无汗、脉浮或浮紧，下利清稀，肠鸣腹胀，舌淡苔白等；兼见呕吐、自下利或不下利。

功效： 散寒舒筋，止泻止呕。

现代临床应用： 胃肠型感冒、流行性脑脊髓膜炎、肩周炎、风湿性腰腿痛、面神经麻痹、三叉神经痛等。

医案： 任某，女，21 岁。昨日感冒，头痛头晕，身疼腰痛，恶心呕吐，恶寒，并素有腹痛溏泄，脉浮数，苔白。属风寒表证，治以散寒解表止呕，拟葛根加半夏汤加减，葛根 12 g，麻黄 10 g，桂枝 10 g，生姜 10 g，白芍 10 g，大枣 4 枚，炙甘草 6 g，半夏 12 g。服 1 剂症大减，2 剂症已。

按语： 本案正与葛根加半夏汤证相合，投之即效。据报道，本方治疗肠胃型风寒感冒效佳，不论有无利下，皆可使用。

——陈明，张印生. 伤寒名医验案精选[M]. 北京：学苑出版社，2020.

五苓散

原文： 中风发热，六七日不解而烦，有表里证，渴欲饮水，水入则吐者，名曰水逆，五苓散主之。(74)

病因病机： 表邪未解，邪气入腑，膀胱气化不利，水液停留，水邪上逆。

辨证要点： (太阳蓄水)太阳表证兼见口渴、烦躁、饮水呕吐，可伴有小便不利、少腹里急。

功效： 通阳解表，化气利水。

现代临床应用： 胃肠型感冒、急性肾炎、鞘膜积液、脑积水、偏头痛、中耳炎、青光眼、妊娠后呕吐等。

医案： 患者，19 岁，患伤寒发热，饮食下咽，少顷尽吐，喜饮凉水，入咽亦吐，号叫不定，脉洪大浮滑，此水逆证，治以化气利水，投五苓散，猪苓、茯苓、白术各 9 g，泽泻 15 g，桂枝 6 g(去皮)。5 剂痊愈。

按语： 本案乃蓄水之重证。水蓄于下，膀胱气化功能失职，水饮内停，气不布律，津液不能敷布于口，故渴欲饮水。然而内停之水饮较重，上干胃腑，胃失和降，故所饮之水，必拒而不受，以致水入则吐，而吐后仍然渴饮。于是饮水而渴不解，呕吐而水饮不除，大论谓之"水逆"，乃蓄水之严重者，可用五苓散化气行水以治其本。

——江瓘. 名医类案[M]. 北京：人民卫生出版社，2005.

2 阳明呕吐

调胃承气汤

原文： 太阳病，过经十余日，心下温温欲吐，而胸中痛，大便反溏，腹微满，

郁郁微烦。先此时自极吐下者，与调胃承气汤。(123)

阳明病，不吐，不下，心烦者，可与调胃承气汤。(207)

伤寒吐后，腹胀满者，与调胃承气汤。(249)

病因病机： 阳明燥热内盛。

辨证要点：（胃热＋肠燥）心烦、发热、腹胀满、便秘。

功效： 泻热和胃。

现代临床应用： 可用于肠易激综合征、肠梗阻、重症肝炎等。

医案： 万某，女，23岁。因长期低热、胸痛咳嗽而于肺病科住院治疗，诊断为肺结核，经临床治疗病情好转。但于5日前始出现呕吐，逐渐加重，一日数次，食入即吐，食水难进，经用西药镇静、止吐等均无效，遂要求中医诊治。1984年4月28日诊察，症见：精神不振，消瘦乏力，面色潮红，发热，不思饮食，频发呕恶，食入即吐。自述从呕吐始，至今六七日大便未解，舌质红，苔微黄而腻，脉弦细数。此为久病体虚，内热伤阴，中焦热结，腑气不通，胃气不降，浊气上逆所致，辨证为阴虚内热，治宜通腑降逆，投方调胃承气汤加当归：大黄10 g(后下)，芒硝10 g(冲服)，甘草15 g，当归15 g，1剂，水煎频服，每次少量。患者于睡前服完，服药间未见呕吐，一夜较安，次日清晨，解较稀软便一次，自觉胃脘舒适，身热亦退，口干微渴，早餐进稀饭约200 mL，饮水少量，此后一直未再呕吐。

按语： 本案呕吐缘于腑气不通，胃气上逆，"六腑以通为用"，故采用通下之法，所谓"病在上而取之下"也。又虑患者久病阴虚之体，虽有中焦津亏热结，犹不可大下，故以调胃承气汤加当归，补阴养血扶正，润肠缓下祛邪。嘱其少量频服，以利胃气恢复，循序渐进，从而达到热随下而除，气随通而降，逆停呕止之效果。

——王常勇.调胃承气汤加当归治验二则[J].黑龙江中医药，1986(4)：49.

大黄甘草汤

原文： 食已即吐者，大黄甘草汤主之。(《金匮要略·呕吐哕下利病脉证治第十七》)

病因病机： 胃肠积热，浊腐之气上逆。

辨证要点：（肠热＋气逆）吐势急迫，大便秘结不通，苔黄，脉滑实。

功效： 通腑泻热，和胃止呕。

现代临床应用： 急性胃溃疡出血、便秘、慢性肾衰竭、呕吐、口疮、急性喉炎等。

医案： 杨某，男，83岁。患者初起右侧桥臂梗死，右侧肢体活动不利，行走不稳，头晕，恶心呕吐，当地三级甲等医院予以抗血小板聚集、营养脑神经等治疗，其间恶心呕吐症状呈进行性加重，稍动即吐，稍食即吐。现症：神志清，精神差，右侧肢体活动不利，行走不能，头晕，恶心呕吐，稍食即吐，稍动即吐，左侧眼睑闭合不全，左侧鼻唇沟变浅，口角偏向右侧，反应稍迟钝，听力减退，留置鼻空肠管，眠可，大便秘结，数日未行，舌质暗，苔黄腻，脉滑。辨证为气滞血瘀，以“行气通腑止呕”为治则，方选大黄甘草汤加减。处方：大黄12 g，甘草3 g，瓜蒌15 g，浙贝母15 g，枳实10 g(麸炒)，槟榔10 g，甘草6 g，石菖蒲15 g，化橘红15 g，白术30 g(麸炒)，砂仁6 g，茯苓12 g，生姜3 g。共6剂，水煎服。服后呕吐次数较前减少，可经口少量进食，咯吐少量口腔分泌物，大便已通。

按语： 患者桥臂梗死后恶心呕吐，食已则吐，稍动即吐，且大便秘结。《素问·至真要大论》曰“诸逆冲上，皆属于火”，王冰曰“食已即吐，是有火也”，实热壅滞胃肠，阳明腑气不通，故胃气上逆而呕吐，呕吐因火热所成，火性急迫，故食已则吐，稍动即吐。患者恶心呕吐兼见大便秘结，燥屎内结，腑气不通，故因势利导，采取攻下之法，以降逆止呕，故首诊时方选大黄甘草汤加减，服药后腑气通降，中气得归，则呕吐止已。

——刘彩芳．王新志教授应用大黄甘草汤治疗呕吐经验总结[J]．中医临床研究，2018，10(18)：85-86．

茯苓泽泻汤

原文： 胃反，吐而渴欲饮水者，茯苓泽泻汤主之。(《金匮要略·呕吐哕下利病脉证治第十七》)

病因病机： 饮阻气逆。

辨证要点： (脾虚＋水停)反胃呕吐，渴欲饮水，舌苔白滑，舌质淡红，脉沉弦滑。

功效： 温阳利水，化饮降逆。

现代临床应用： 胃炎、胃神经症、胃窦炎、幽门水肿所致之呕吐、糖尿病性胃轻瘫、慢性肾炎水肿、低血压所致之头晕恶心、梅尼埃病等。

医案： 张某，男，48岁，1984年就诊。自诉以往身健无病，15日前感冒治愈后，出现呕吐，每日吐1～3次，呕吐物为水食混杂，经治未愈求诊。现症：呕吐伴头晕，精神差，胃纳、大便尚正常，舌质淡胖、苔薄白、津润，脉象缓滑。辨证为脾虚湿滞。以健脾利水为主，方用茯苓泽泻汤加味：茯苓15 g，泽泻20 g，白术12 g，桂枝10 g，生姜10 g，甘草3 g，天麻12 g。5剂后，呕吐停止，仅头晕未解，舌脉同上。

按语： 本方证的特点是不定时而吐，吐出物水饮与食物混杂，不酸、不苦、不腐臭，其机制为脾虚失之健运，既不能为胃行其津液，又不能运化水谷精微，中焦升降失职，水饮留滞于中，胃气上逆则吐。本案患者素体阳虚，感冒失治，损伤脾胃之阳，脾胃阳伤，运化失常、升降失职，故亦导致呕吐。病理属脾虚水饮滞于胃。故均用本方以健脾利水、化气散饮而获效。

——王廷富.茯苓泽泻汤治愈胃反二例[J].四川中医，1986(8)：47-48.

栀子生姜豉汤

原文： 发汗吐下后，虚烦不得眠，若剧者，必反复颠倒，心中懊憹，栀子豉汤主之。若少气者，栀子甘草豉汤主之；若呕者，栀子生姜豉汤主之。(76)

病因病机： 伤寒汗、吐、下后，余热未尽，郁积胸膈，下扰胃脘，胃失和降。

辨证要点： (太阳病变证之虚烦证)虚烦不得眠，心中烦闷，伴有呕吐。

功效： 轻宣郁热，和胃止吐。

现代临床应用： 抑郁等神经症、更年期综合征、病毒性心肌炎等。

医案： 陈某，男，13岁。1周前感冒发热，自服感冒药后好转，5日前晚上发热又起，仍服前药，但热不退，且见心烦、心悸、眠差。经某医院检查，心电图示一度房室传导阻滞，T波低平，诊断为“病毒性心肌炎”，于门诊治疗3日无效而转诊于中医。现症：发热，心烦闷，心悸心慌，眠差纳呆，恶心呕吐，二便正常，舌苔薄黄，脉数。证属邪热内羁，热扰心窍，治宜清宣郁热，宁心除烦。处方：栀子10 g，淡豆豉15 g，生姜3片，姜竹茹6 g。服3剂后心烦、心悸、恶心呕吐见减，仍纳差，苔薄黄，脉稍数。守上方加鸡内金6 g，怀山药15 g。2剂后心烦、心悸、恶心呕吐止，饮食渐增。复查心电图为窦性心律。予一味薯蓣饮调理善后。

按语： 病毒性心肌炎属西医的一种心脏疾病，中医虽无此病名，但本案患者病机系热邪内揭，内扰心窍，故仅投以栀子生姜豉汤加味清宣邪热而起沉疴。

——陈明，张印生．伤寒名医验案精选[M]．北京：学苑出版社，2020.

竹叶石膏汤

原文： 伤寒解后，虚羸少气，气逆欲吐，竹叶石膏汤主之。（397）

病因病机： 伤寒病后余热未清，气阴不足。

辨证要点：（气阴两伤）虚弱乏力，气短，反胃，恶心呕吐。

功效： 益气生津，清热和胃。

现代临床应用： 急性感染性疾病恢复期、糖尿病等。

医案： 陈某，男，26 岁，1977 年 8 月 23 日初诊。呃逆月余。2 个月前热病失治。20 日后热退，遂生呃逆，初服阿托品类药可暂安，后渐失效。症见：呃声急促，频频发作，声音低沉。低热心烦，渴喜冷饮，嘈杂不食，气短难续，语言无力，怠惰嗜卧，呵欠作。形羸肉脱，面唇俱红，舌赤、无苔、中有裂纹，扪之无津，脉数无力。此乃热病后期，津伤气损，胃失濡润，气失和降。辨证为气阴两虚，治以益气生津，清热和胃。处方：竹叶 6 g，生石膏 100 g，红参、法半夏、炙甘草、柿蒂各 10 g，粳米 50 g，麦冬、鲜石斛各 20 g，玉竹 15 g，5 剂。药尽呃止。

按语： 热病后气阴两伤，胃气上逆，切合本方证机，数投即效。

——陈明，张印生．伤寒名医验案精选[M]．北京：学苑出版社，2020.

十枣汤

原文： 太阳中风，下利呕逆，表解者，乃可攻之。其人漐漐汗出，发作有时，头痛，心下痞硬满，引胁下痛，干呕短气，汗出不恶寒者，此表解里未和也。十枣汤主之。（152）

病因病机： 太阳中风，三焦不利，水液停滞，凝结胸胁。

辨证要点：（悬饮证）汗出，短气，不恶寒，头痛，心下痞或硬满，引胁下痛，呕逆。

功效： 攻逐水饮。

现代临床应用： 可用于胸腔积液、胸膜炎等。

医案： 闫某，女，42岁。常相遇于街衢，见其体胖面腴，颇为康健。2个月来，自觉腹中有气阵阵上冲，冲则眩晕、呕吐、耳鸣。某医院诊断为梅尼埃病，杂治不愈，1978年5月17日初诊。谓眩晕时如立舟车，感觉天旋地转。房摇屋晃，眼前发黑，甚则仆倒于地。耳内如有蝉居，昼夜鸣笛不休。呕吐物皆清稀痰涎。胃纳呆滞，胸满太息。月经数月一行，带下黄稠甚多。五心烦热，口干口苦。舌苔白腻，脉弦滑有力。脉症相参，证属肝胃不和，痰饮停聚为患。《证治准绳》云："然停积既久，如沟渠壅遏淹久，则倒流逆上。瘀浊臭秽无所不有，若不疏决沟渠，而欲澄治已壅之水而使之清，无是理也。"观其体壮脉实，决计峻剂疏决。治以攻下逐水，拟十枣汤加减：甘遂、大戟、白芥子各1 g，研细末，大枣10枚煎汤，早晨空腹送服，泻后始许进流食。二诊：服后吐泻清水十余次，眩晕耳鸣大减，脉舌如前，痰饮已去大半，当调肝理脾以治其本。拟小柴胡汤加减：柴胡12 g，黄芩10 g，半夏15 g，甘草6 g，茯苓15 g，白术15 g，泽泻15 g，3剂。三诊：眩晕耳鸣止，带下减，腻苔退，诸症渐愈，原方续服3剂。后复街衢相逢，知疾已失。

按语： 眩晕之因，《黄帝内经》有"上虚则眩"及"诸风掉眩，皆属于肝"之说。后，仲景主痰饮，河间主风火。本案胸满呕吐、苔腻脉滑，显系心下停饮。《金匮要略》云："心下有支饮，其人苦冒眩。"盖肝脾不和，水液不化精微而成痰成饮，上逆则眩晕、呕吐、耳鸣，下注胞宫则经愆带下，以其体壮症急，先予峻剂攻逐，后改调理肝脾，由于标本兼顾，使得本正源清。

——闫方科. 临证实验录[M]. 北京：中国中医药出版社，2012.

3 少阳呕吐

小柴胡汤

原文： 伤寒五六日中风，往来寒热，胸胁苦满，嘿嘿不欲饮食，心烦喜呕，或胸中烦而不呕，或渴，或腹中痛，或胁下痞硬，或心下悸，小便不利，或

不渴，身有微热，或咳者，小柴胡汤主之。（96）

血弱气尽，腠理开，邪气因入，与正气相搏，结于胁下，正邪分争，往来寒热，休作有时，嘿嘿不欲饮食，脏腑相连，其痛必下，邪高痛下，故使呕也，小柴胡汤主之。服柴胡汤已，渴者，属阳明，以法治之。（97）

阳明病，胁下硬满，不大便而呕，舌上白苔者，可与小柴胡汤。上焦得通，津液得下，胃气因和，身濈然汗出而解。（230）

本太阳病不解，转入少阳者，胁下硬满，干呕不能食，往来寒热，尚未吐下，脉沉紧者，与小柴胡汤。（266）

病因病机： 邪传少阳，经腑不利，枢机不畅，升降失和。

辨证要点：（少阳证）少阳证见往来寒热、胁下硬满，干呕不能食，脉沉紧。

功效： 和解少阳，和胃止呕。

现代临床应用： 外感疾病、功能性胃肠病、肝胆疾病、精神情志疾病等。

医案： 徐某，女，4 岁。患顽固性呕吐已 3 年多，往往在进食后 1～2 小时即呕吐酸苦而多涎，右胁发胀，连及胃脘疼痛。脉沉弦而滑，舌苔白滑。证属少阳病，治以和解少阳，以小柴胡汤加减：柴胡 12 g，黄芩 9 g，半夏 14 g，生姜 14 g，党参 6 g，炙甘草 6 g，竹茹 12 g，陈皮 12 g，郁金 9 g，香附 9 g，牡蛎 12 g。上方共服 6 剂，呕吐再未发作。

按语：《素问・逆调论》云"邪在胆，逆在胃"，指出了肝胆与脾胃之间的密切关系。肝胆之气的疏泄直接有利于脾胃气机的上下升降及其受纳运化水谷的功能。如果肝胆气郁不疏，则脾胃功能必然因之而失调。所以在少阳病中多见胃气上逆而致的呕吐，如《伤寒论》云："呕而发热者，小柴胡汤主之。"又云："脏腑相连，其痛必下，邪高痛下，故使呕也。小柴胡汤主之。"由此观之，小柴胡汤确实是治疗气郁呕吐的良方。

——刘渡舟，王庆国，刘燕华. 经方临证指南[M]. 北京：人民卫生出版社，2013.

大柴胡汤

一

原文： 太阳病，过经十余日，反二三下之，后四五日，柴胡证仍在者，先与小柴胡。呕不止，心下急，郁郁微烦者，为未解也，与大柴胡汤，下之则愈。（103）

伤寒发热，汗出不解，心中痞硬，呕吐而下利者，大柴胡汤主之。（165）

病因病机： 邪入少阳，胆腑热实，或兼阳明里实，疏泄不畅，横逆犯胃，胃气上逆。

辨证要点： （少阳阳明合病）胸胁苦满，心烦喜呕，口苦咽干，心下急或心中痞硬而里实。

功效： 和解少阳，泻热通下。

现代临床应用： 可用于急性胃肠炎、胆囊炎、胆道结石、急性胰腺炎、急性肝炎等。

医案： 贾某，男，68 岁。患胃溃疡并发急性胃穿孔，胃脘疼痛，呕吐酸水，夹杂咖啡色物。大便已 4 日未解，心烦口苦，不进饮食。医生建议行手术治疗，但患者之子恐其年迈多险而拒之，转请中医治疗。脉弦滑而大，舌苔黄厚而腻。此肝火郁于胃中，火邪伤及阴络所致。证属胆热腑实，治以泻热通下，以大柴胡汤加减：柴胡 12 g，黄芩 9 g，半夏 9 g，生姜 12 g，大黄 6 g，枳实 9 g，白芍 9 g，大枣 4 枚。只服 1 剂，即泻下黑色与黏白之物，胃痛骤减，呕吐亦止。然后用益胃阴之法调理，数剂而安。

按语： 大柴胡汤为仲景群方中开郁泻火第一方，既能开肝胆之郁，又能下阳明之实，既治气分，又调血分。

——陈明. 刘渡舟临证验案精选[M]. 北京：学苑出版社，1996.

柴胡加芒硝汤

原文： 伤寒十三日不解，胸胁满而呕，日晡所发潮热，已而微利，此本柴胡证，下之以不得利，今反利者，知医以丸药下之，此非其治也。潮热者，实也，先宜服小柴胡汤以解外，后以柴胡加芒硝汤主之。（104）

病因病机： 邪入少阳，兼阳明里实，枢机不利，腑气不通，胃气上逆。

辨证要点： （少阳病＋阳明燥结里实）少阳证见胸胁满而呕；阳明里实见日晡所发潮热，大便干结。

功效： 和解少阳，泻热通利。

现代临床应用： 发热性疾病、胃肠疾病等。

医案： 李某，男，30 岁。患者 4 日前着凉感冒后，恶寒发热，胸胁疼痛，口苦而干，食欲不振，且有时伴恶心。虽经服用复方阿司匹林、感冒清热冲剂后身已出汗，但前症不解，体温持续 39.1 ℃，大便已 3 日未解，午后身发潮热。舌质正常，苔薄白微黄而干，脉弦数。此少阳证兼有里实之轻证，治以和解少阳，柴胡加芒硝汤主之。柴胡 10 g，黄芩 10 g，半夏 10 g，党参 10 g，炙甘草 6 g，生姜 10 g，芒硝 10 g(分冲)，大枣 4 枚。服用 1 剂后，身有微汗并排大便一次，继之体温降至 37 ℃，身发寒热等症已十去八九。又服 1 剂后，诸症状消失而愈。

按语： 柴胡加芒硝汤是大柴胡汤证经过误治，继用小柴胡汤和解少阳之后续治"潮热"的方剂。

——王占玺.张仲景药法研究[M].北京：科学技术文献出版社，1984.

黄芩加半夏生姜汤

原文： 太阳与少阳合病，自下利者，与黄芩汤；若呕者，黄芩加半夏生姜汤主之。(172)

病因病机： 外邪侵袭太阳、少阳两经，脾胃受损，升降失司。

辨证要点： (热利＋呕逆)症见呕吐、腹泻、里急后重、口苦、发热等。

功效： 清热止利，降逆止呕。

现代临床应用： 可用于急慢性腹泻、炎症性肠病、痢疾、胆囊炎等。

医案： 蔡某，22 岁，2005 年 12 月 5 日初诊。妊娠 42 日，饮食不思，恶心口淡，边食边吐 10 余日，喜热食，大便溏薄，日解 1 次，矢气多，小腹阵发疼痛，一日 5～6 次，站立稍久后腰坠，头晕痛，小便正常。B 超提示宫内妊娠。舌淡红，苔薄白，脉细滑。辨证为脾胃湿热，治以温胃清肠。处方：黄芩加半夏生姜汤合橘皮汤加味。炒黄芩、陈皮、薤白各 10 g，炙甘草、木香各 6 g，炒白芍、半夏各 12 g，生姜 5 片，大枣 6 枚，砂仁 5 g，3 剂。二诊：恶心减轻，腹痛消除，大便稍结。舌淡红，苔薄腻，脉细。守上方加生白芍、小麦各 20 g，4 剂。调理而愈。

按语： 黄芩加半夏生姜汤是《伤寒论》《金匮要略》治疗"干呕而利"的方剂，药有黄芩、芍药、甘草、大枣、半夏、生姜。尤在泾曰："杂病肝胃之火上冲下注者亦复有之。"本案即用此方治疗妊娠恶阻而腹痛便溏者，因患者寒热错杂于中，湿热下注于下，此方既可以和胃止呕，又可以清下止泻。

——马大正.经方温清法治疗妊娠恶阻[J].浙江中医志，2007(6)：319-320.

4 太阴呕吐

甘草干姜汤

原文： 伤寒，脉浮，自汗出，小便数，心烦，微恶寒，脚挛急，反与桂枝，欲攻其表，此误也。得之便厥，咽中干，烦躁吐逆者，作甘草干姜汤与之，以复其阳。(29)

病因病机： 阳虚寒盛，阴寒犯胃，胃气上逆。

辨证要点： (里寒)手足厥冷，胃冷痛，呕吐，吐清涎。

功效： 扶助脾阳。

现代临床应用： 适用于虚寒性胃痛、呕吐、吐涎等。

医案： 患者，男，16岁。缘至久食生冷而致胃脘痛，每因感寒而发，时作时止，得热则舒，伴有腹胀欲呕，吐涎沫，心胸烦闷，眩晕，纳呆，溲清，便溏。舌淡红，苔白润，脉沉弦。辨证为脾胃阳虚，寒饮内停。治以温健脾胃，祛寒降逆，方用甘草干姜汤加味：炙甘草 15 g，干姜 8 g，半夏 4 g。服药2剂，诸症俱失，继用香砂养胃丸以善其后。

按语： 本案呕吐确属脾胃虚寒，甘草干姜汤为理中汤去壅滞之人参、白术而成，则温中作用更加迅速，又加半夏温胃降逆，用之旋效。

——胡学曾．仲景甘草干姜汤运用一得[J]．天津中医，1986(4)：14-15.

甘草泻心汤

原文： 伤寒中风，医反下之，其人下利日数十行，谷不化，腹中雷鸣，心下痞硬而满，干呕心烦不得安，医见心下痞，谓病不尽，复下之，其痞益甚，此非结热，但以胃中虚，客气上逆，故使硬也，甘草泻心汤主之。(158)

病因病机： 太阳表证误下，致寒热错杂，中焦受损，升降失度。

辨证要点： (寒热错杂痞证)反复腹泻，完谷不化，腹中雷鸣；反胃干呕，心下痞硬而满，心烦不得安。

功效： 平调寒热，和胃消痞。

现代临床应用： 急性胃肠炎、胃肠功能紊乱、贝赫切特综合征等。

医案： 王某，女，35 岁，1999 年 11 月 5 日初诊。自诉昨晚 20 时起泄泻水样便 10 余次，伴腹胀、肠鸣、呕吐。刻诊：形体丰腴，面色萎黄，眼窝稍凹陷，倦怠乏力，口干喜热饮，脉濡缓，舌质淡胖，苔黄腻滑。中医辨证属脾胃虚寒，湿热蕴结中焦，升降失司。治当寒温并用，温运脾土，燥湿清热。处方：炙甘草 10 g，法半夏 15 g，干姜 10 g，黄芩 5 g，川黄连 3 g，党参 12 g，大枣 10 枚。服 1 剂泻减，2 剂痊愈。

按语： 甘草泻心汤即半夏泻心汤重用甘草而成，取其补益中气，以缓客气之逆，寓有强主弱客的辨证思想。

——朱豫珊. 甘草泻心汤治疗急性胃肠炎 200 例[J]. 湖北中医学院学报，2002，4(3)：51-52.

半夏泻心汤

原文： 伤寒五六日，呕而发热者，柴胡汤证具，而以他药下之，柴胡证仍在者，复与柴胡汤。此虽已下之，不为逆，必蒸蒸而振，却发热汗出而解。若心下满而硬痛者，此为结胸也，大陷胸汤主之。但满而不痛者，此为痞，柴胡不中与之，宜半夏泻心汤。(149)

病因病机： 少阳证误下，中焦不利，气机壅滞。

辨证要点： (寒热错杂痞证)呕吐，胃脘痞闷不舒，腹泻，腹胀，呃逆等。

功效： 和中降逆，行气消痞。

现代临床应用： 急慢性胃炎、结肠炎、胃肠功能紊乱等。

医案： 张某，男，36 岁。因病心下痞闷，时发呕吐，大便不成形，日 2～4 次，多方治疗，不见功效。舌苔白。脉弦滑，此证为酒食伤脾，升降失调，痰从中生，痰饮逆胃则呕吐，脾虚气陷则大便不调，中气不和，气机不利，故作心下痞。治以平调寒热，方拟半夏泻心汤加减，处方：半夏 12 g，干姜 6 g，黄芩 6 g，黄连 6 g，党参 9 g，炙甘草 9 g，大枣 7 枚。服 1 剂，大便泻出白色黏涎甚多，呕吐遂减十分之七；再 1 剂，则痞俱减，又服 2 剂则病痊愈。

按语： 本方以心下痞满、呕吐、下利、舌苔薄黄而腻为辨证要点。

——陈明. 刘渡舟临证验案精选[M]. 北京：学苑出版社，1996.

黄连汤

原文： 伤寒，胸中有热，胃中有邪气，腹中痛，欲呕吐者，黄连汤主之。(173)

病因病机： 外邪入里，热结胸膈，寒凝胃肠，上下互不交通。

辨证要点： (上热下寒)胸膈有热，胃气上逆见欲呕吐，寒邪阻滞，气机不畅见腹中痛。

功效： 清上温下，和胃止泻。

现代临床应用： 可用于急性胃肠炎、慢性胃炎、急慢性胆道感染、胃肠功能紊乱等。

医案： 陈某，男，25 岁。久泻愈后，又复呕吐，医者以为虚也，进以人参、白术、砂仁、半夏；又以为热也，复进竹茹、麦冬、芦根。诸药杂投，终属无效。其证身微热，呕吐清水，水入则不纳，时有冲气上逆，胸膈满闷，口不知味，舌尖红燥，苔腻，不渴，脉阴沉迟而阳浮数，乃上热中虚之证。治以黄连汤：黄连 10 g，干姜 10 g，桂枝 10 g，人参 6 g，半夏 15 g，炙甘草 10 g，大枣 12 枚。此用干姜、桂枝、人参、炙甘草温脾胃而降冲逆，黄连清胸热，伴半夏以止呕吐，为一寒一热错综之良方。服药呕吐渐止，再剂，诸症全除，能进稀糜，后用五味异功散加生姜温胃益气而安。

按语： 上有热，下有寒，寒热阻拒，阴阳不交，影响胃肠的消化、传导功能，而见腹痛、下利、呕吐、口渴、舌红之症。治以黄连汤清上热，温下寒，交通上下阴阳，实为正治之法耳。

——赵守真. 治验回忆录[M]. 北京：人民卫生出版社，2008.

干姜人参半夏丸

原文： 妊娠呕吐不止，干姜人参半夏丸主之。(《金匮要略·妇人妊娠病脉证并治第二十》)

病因病机： 脾胃虚弱，津液留滞蓄为痰饮。

辨证要点： (脾虚＋痰饮)呕吐不止，或恶心欲呕，呕吐物不臭或呈清水样，心下痞硬，纳呆，舌淡，苔白滑。

功效： 温补脾胃，蠲饮降逆。

现代临床应用： 消化系统疾病如呕吐、腹痛、腹胀，或眩晕伴有呕吐，以及妊娠呕吐。

医案： 张某，男，46 岁，2001 年 5 月 26 日就诊。患者素有胃病史，胃镜检查属慢性浅表性胃炎。1 周前因感冒后饮酒，当晚自觉胃痛、反胃。次日午后自觉胃饱满，膨胀不适，至暮则吐宿食酸水，吐后始觉舒畅，病情逐渐加重，饮食亦减，一日呕吐数次，经多方治疗，疗效不显。经询问，呕吐物皆痰涎清水，呕逆后其气直冲头顶，转动时头痛甚剧，眩晕，神疲乏力，面色少华，四肢发凉，舌淡，苔白滑，脉沉迟。此乃中虚胃有寒饮，土虚木旺，厥阴寒气上逆所致。辨证为脾虚气逆，治宜温中健脾，和胃止呕。处方：干姜 15 g，党参 12 g，姜半夏 15 g，炒吴茱萸 10 g，丁香 10 g，炒白术 12 g，旋覆花 12 g(包煎)，砂仁 10 g，生姜 3 片。水煎，分 2 次服。服 6 剂后，呕吐、眩晕均减，继服 5 剂，后续用香砂六君子丸调理以巩固疗效，随访 1 年未复发。

按语： 虚寒吐逆(反胃)，临证有厥阴寒气上乘之呕吐涎沫，有中土虚寒之干呕，逆吐涎沫，但两者每有因果关系。下焦阳气不足，厥阴寒气上乘，则火不生土而致中土虚寒；中土已虚，脾阳不振，则土不制水，使阴寒之气更盛，易上乘阳位；且土虚而木易陷，肝气则易上逆，形成恶性循环，而病愈重，故必须审证求因，治疗则事半功成。

——周步君. 干姜人参半夏汤加味的临床运用[J]. 北京中医杂志，2002，21(6)：358.

外台茯苓饮

原文： 治心胸中有停痰宿水，自吐出水后，心胸间虚，气满不能食，消痰气，令能食。(《金匮要略·痰饮咳嗽病脉证并治第十二》)

病因病机： 心胸中有停痰宿水。

辨证要点： (伏痰＋宿水)胸满、腹胀、心下痞、纳差、小便不利。

功效： 健脾理气，化痰利水。

现代临床应用： 功能性消化不良。

医案： 陶某，女，48 岁。患者近 1 年来胃胀，多在进食后出现，有时呕吐、嗳气、口苦或口甜，诊断为慢性胃炎，经治疗未获好转。刻诊：胃胀，嗳气，纳差，口干不欲饮，颈部活动不适，背部针扎感，腰部凉，大便二三日一行，时干时稀，小便少，夜尿二三次。舌淡苔白，脉沉弦细数无力。辨证属胃虚饮停、气郁气逆、饮郁化热兼太阳表证。治以健脾化湿理气，方选外台茯苓饮合五苓散加半夏：茯苓 12 g，苍术 18 g，泽泻 18 g，猪苓 10 g，党参 10 g，枳实 10 g，陈皮 30 g，清半夏 15 g，桂枝 10 g，生姜 15 g。7 剂，每日 1 剂，水煎，分 3 次温服。二诊：患者胃胀、口干、颈背部不适明显减轻，纳食增加，嗳气减少。继服 7 剂，基本痊愈。

按语： 口干不欲饮，系水饮内停、津不上承所致。表邪里饮兼郁热，并见口干、小便不利，属太阳阳明太阴合病之五苓散证。两证复合，故予两方合用治之，起健胃利饮、理气降逆、解表清热之功。增入清半夏温中化饮，以提高疗效。用方精准，故取效迅捷。二诊方证未移，前方续进，药尽诸症皆平。患者虽以痞满来诊，但病机核心是表邪里饮，治疗必须解表利饮同时进行。若单解其表，则易激动里饮，变证百出。若单利其饮，则表邪因势入里，相互胶结而难解，无异于闭门留寇，遗患无穷。因此，惟有解表、利饮两相兼顾，方可收表解里和之效。

——冯世纶. 胡希恕经方用药心得十讲：经方用药初探[M]. 北京：中国医药科技出版社，2014.

大半夏汤

原文： 胃反呕吐者，大半夏汤主之。（《金匮要略·呕吐哕下利病脉证治第十七》）

病因病机： 伤寒膈间有寒痰。

辨证要点： （胃寒）朝食暮吐，暮食朝吐，心下痞硬，大便燥结。舌淡，苔白滑，脉沉缓。

功效： 开结降逆，补虚润燥。

现代临床应用： 神经性呕吐、急性胃炎、胃及十二指肠球部溃疡、贲门痉挛、贲门失弛缓症、幽门梗阻。

医案： 阎某，女，56 岁。患者食后即吐 4 年，吐物为食物及黏液，无恶心，辅助检查未发现器质性病变，经治疗呕吐未见改善。伴大便干，2 日 1 次，舌苔白，脉弦滑、重按无力。证属脾虚不运，津停为饮。治以健脾化湿，以大半夏汤加味。处方：半夏 12 g，人参 9 g，生姜 3 片，蜂蜜 30 g。每日 1 剂，水煎服。药尽 2 剂，呕吐大减，大便干好转。继服 4 剂呕吐痊愈。

按语： 本案呕吐病程长、反复发作，损伤脾胃，脾虚生痰，痰饮中阻而致升降失常，故久吐不愈。大半夏汤中半夏祛痰止呕，人参大补元气，生姜温胃止呕，蜂蜜滋养胃阴，四药相配正合“太阴湿土，得阳始运；阳明燥金，得阴自安”之意。

——胡兰贵.朱进忠老中医应用大半夏汤经验举隅[J].山西中医，1999，15(6)：1-2.

半夏干姜散

原文： 干呕，吐逆，吐涎沫，半夏干姜散主之。(《金匮要略·呕吐哕下利病脉证治第十七》)

病因病机： 胃中有寒，饮停于胃。

辨证要点： (胃寒＋饮停)干呕，吐涎沫，或咳嗽，手足不温，舌质淡，苔薄白，脉迟或沉。

功效： 温中止呕。

现代临床应用： 急慢性胃炎、胃扩张、慢性肝炎、慢性胆囊炎等。

医案： 赵某，男，38岁，宁晋县河渠村人。患肺结核数年，曾住院数次，近又因咳血而住院，经中西医结合治疗后好转，但在咳血尚未完全止时返回家中，后饮食不慎出现胃脘满闷，将食物全部吐出，遂感脘部痞闷干呕，吐涎沫，口涎增多，随吐随生，而无宁时，且唾液微带甜味，吐唾多时，则现泛泛欲呕，舌淡润无苔，脉沉弱。辨证属脾虚饮停，治以温中止呕，方拟半夏干姜散加减。处方：干姜6 g，半夏10 g，佩兰叶12 g(后下)，水煎服。经服本方后，吐涎沫已愈大半，2剂痊愈。

按语： 本证颇似吴茱萸汤证，因其无头痛，与厥阴肝经为患不同，此纯系胃寒生涎而上逆所致，故不用吴茱萸汤而用半夏干姜散改汤治之。此方与小半夏汤药味相同，仅以生姜易干姜，因生姜性多发越，干姜辛温而守，功专理中也。

——孙润斋.运用经方的点滴体会[J].河北中医，1980(2)：67-72.

干姜黄芩黄连人参汤

原文： 伤寒本自寒下，医复吐下之，寒格更逆吐下，若食入口即吐，干姜黄芩黄连人参汤主之。(359)

病因病机： 外感伤寒，内有虚寒，加之误下，外邪入里化热，上热下寒，升降失据。

辨证要点： (寒热错杂下利)腹泻，可伴有腹痛，腹部怕冷喜暖，恶心呕吐，进食易发，肢冷倦怠。

功效： 平调寒热，降逆止利。

现代临床应用： 可用于急性胃肠炎、胃肠功能紊乱等。

医案： 林某，男，50 岁。患胃病已久，近来时常呕吐，胸间痞闷，一见食物便产生恶心感，有时勉强进食少许，有时食下即呕，口微燥，大便溏泄，一日两三次，脉虚数。辨证为寒热错杂，治以平调寒热，拟干姜黄芩黄连人参汤加减。处方：党参 15 g，北干姜 9 g，黄芩 6 g，黄连 4.5 g，水煎，煎后待稍凉时分 4 次服。服 1 剂后，呕恶、泄泻均愈。

按语： 本证属上热下寒，如单用苦寒，必致下泄更甚；单用辛热，必致口燥、呕吐增剧。因此只宜寒热、苦辛并用，调和其上下阴阳。又因素来胃虚，且脉虚弱，故以党参甘温为君，扶其中气。药液不冷不热分 4 次服，是含“少少以和之”之意。因胸间痞闷热格，如果顿服，恐药被拒不入。

——陈明，张印生. 伤寒名医验案精选[M]. 北京：学苑出版社，2020.

5 少阴呕吐

吴茱萸汤

原文： 食谷欲呕，属阳明也，吴茱萸汤主之。得汤反剧者，属上焦也。(243)

少阴病，吐利，手足逆冷，烦躁欲死者，吴茱萸汤主之。(309)

干呕，吐涎沫，头痛者，吴茱萸汤主之。(378)

病因病机： 少阴寒盛，寒邪上逆，升降失和。

辨证要点： (寒逆剧吐)反复恶心呕吐，腹泻，四肢冰冷，心情烦躁。

功效： 温中散寒，降逆止呕。

现代临床应用： 急性胃肠炎、消化性溃疡、神经性呕吐、青光眼引起的头痛等。

医案： 患者，女，40 岁。1961 年夏病泄泻，呕吐，头痛，发热，手足厥冷，曾服藿香正气散数剂，其病不减，反心中烦躁，舌苔微白，脉弦细，精神疲惫不支，势颇危殆。追询病史，知 4 日来时吐涎沫。推敲病情，证属三阴，属胃寒呕吐，治以温中散寒止呕，方拟吴茱萸汤，予吴茱萸 5 g，野党参 5 g，生姜 10 g，大枣 2 枚。急煎即服，坐观疗效。服药 1 小时余，患者呕吐止，纳食后入睡。次日原方继服 1 剂，吐利皆愈，脉静身凉，尚觉体弱神疲，嘱停药静养，2 日恢复正常。

按语： 吴茱萸汤温中散寒，降逆止呕，补虚和中，具有治疗“阳明寒呕、少阴下利和厥阴头痛”的功效。

——牛元起，赵家驹. 赵寄凡医案四则[J]. 天津医药，1980(1)：44.

白通加猪胆汁汤

原文： 少阴病，下利脉微者，与白通汤。利不止，厥逆无脉，干呕烦者，白通加猪胆汁汤主之。服汤脉暴出者死，微续者生。(315)

病因病机： 少阴病脾盛阳虚，阴盛戴阳。

辨证要点： (阴盛戴阳)阳虚不能固摄见下利，血脉不充见脉微，四末厥冷，阴寒格拒见干呕而烦。

功效： 回阳救逆。

现代临床应用： 急性或慢性肠胃炎吐泻过多、急性病大汗而见休克、心力衰竭。

医案： 俞某，男，6 个月。家人代诉：患儿腹泻 3 日，近日腹泻加重。住院检查：发热，烦躁不安，口渴，呕吐水液，泻下无度，面色㿠白，目眶凹陷，睡卧露睛，舌苔白腻，脉细数无力。此为患儿久泻，脾阳下陷，邪已入少阴，有阴盛格阳之势，病已沉重，证属阴盛阳衰，治以回阳救逆，予白通加猪胆汁汤：川附子 15 g，干姜 4.5 g，葱白 2 寸，童便 30 mL，猪胆汁 6 mL。猪胆汁炖温加入，分 6 次服。服后热退泻减，继以温中健脾，益气生津，收敛止泻而愈。

按语： 利下不止，并出现烦躁呕吐、面色㿠白、目眶凹陷、睡卧露睛等，说明病情严重，病机非但真阳不能固守，而且阴液随之内竭。故急用白通加猪胆汁汤破阴回阳，反佐咸寒苦降之猪胆汁，引阳入阴，以解阴阳格拒之势。

——陈明，张印生. 伤寒名医验案精选[M]. 北京：学苑出版社，2020.

真武汤

原文： 少阴病，二三日不已，至四五日，腹痛，小便不利，四肢沉重疼痛，自下利者，此为有水气，其人或咳，或小便利，或下利，或呕者，真武汤主之。(316)

病因病机： 邪入少阴，阳气虚衰，不能制水，水邪泛滥。

辨证要点： (阳虚水泛)可有腹中冷痛，小便量少，四肢沉重，肌肉关节疼痛，或伴有咳嗽，或伴有腹泻，或伴有恶心呕吐。

功效： 温阳散寒，化气行水。

现代临床应用： 可用于心功能不全、肾功能不全、呼吸系统疾病等。

医案： 许某，女，34 岁，工人。因吵架生气而发生呕吐，且逐日加重，曾以神经性呕吐长期住院治疗，服西药及中药黄连温胆汤、半夏泻心汤等，呕吐有增无减。1988 年 10 月 15 日就诊。刻诊：饮、食入口即吐，吐出物为黄水，有苦味。眩晕不敢抬头，甚至站立欲倒，面色萎黄，神疲体羸，语言低微，少气无力。舌润红，苔微黄略腻，脉沉微，两尺难以触及。证属肾阳不足，水气上逆，寒热格阻。治以温阳化水，平调寒热法。方用：制附片、干姜、苏叶、黄连各 6 g，茯苓 15 g，白术、桂枝各 10 g，泽泻、清半夏、白芍各 12 g，黄芩、生姜各 9 g，红参 3 g。上方 1 剂，煎汤用汤匙少量多次频频滴入口中，1 剂服完，呕吐、眩晕竟减轻大半。继服上方 4 剂，呕吐止，能进饮食，眩晕消除，惟感大便偏干，舌同前，黄腻苔已退，脉较前有力。守原方去红参加生大黄 2 g。再进 4 剂，诸症痊愈。

按语： 本案为顽固性呕吐，用药疗效不佳的原因是忽视了肾阳不足、水气上逆之病机。抓住这一病机，方用真武汤，温肾阳降水气以平下焦冲逆之气，又合黄连汤平调寒热以降胃气，兼用苏叶以宣降肺气，全方着重于温下焦，次理中焦，兼顾上焦，不专止呕却收到呕止病除的目的。

——王建红. 真武汤临床应用举隅[J]. 陕西中医，1993，14(7)：36.

猪苓汤

原文： 少阴病，下利六七日，咳而呕渴，心烦不得眠者，猪苓汤主之。(319)

病因病机： 邪入少阴，从阳化热，水热互结。

辨证要点： (水热互结)反复腹泻，可伴有咳嗽咳痰，恶心呕吐，口渴欲饮，心烦失眠。

功效： 清热利水。

现代临床应用： 可用于胃肠炎、呼吸道疾病、精神类疾病，以及慢性肾炎等泌尿道疾病等。

医案： 患者，女，神经性呕吐3月余，水、饭、药皆吐，输液超过两瓶即呕吐黏液。西医诸检查已做，排除呕吐诸因，故诊断为神经性呕吐。因发现丈夫外遇而吵架，故患此疾。前医多用和胃降逆之品，若丁香、柿蒂、旋覆花、赭石、丁萸、理中之类，皆不效。现症：失眠，心烦，舌光红无苔，脉弦细而数。有慢性泌尿系感染，反复发作。证属阴虚火旺，治以清热利水，予猪苓汤原方，猪苓(去皮)、茯苓、泽泻、阿胶、滑石各10 g。嘱其丈夫陪床，每小时喂服1勺。1周后进流食。再1周不用输液。后食西红柿复发，仍用此方。再1周而愈。

按语： 少阴病，往往传里为呕吐下利的太阴病，不过本方为寒性药治阳热证，不治阴寒证，此所以冒之以少阴病者，不外证候有似少阴、太阴的并病，示人以鉴别之意，又本方解热消炎，故用于泌尿系炎症多效。

——郭淑芳. 猪苓汤运用举隅[J]. 光明中医，2009，24(9)：1768-1769.

四逆汤

原文： 少阴病，饮食入口则吐，心中温温欲吐，复不能吐。始得之，手足寒，脉弦迟者，此胸中实，不可下也，当吐之。若膈上有寒饮，干呕者，不可吐也，当温之，宜四逆汤。(324)

呕而脉弱，小便复利，身有微热，见厥者难治，四逆汤主之。(377)

病因病机： 肾阳不足，因寒偏盛，虚阳外越。

辨证要点： (里寒证)阳虚血脉不充见脉弱，下焦固摄无力见小便复利，虚阳外越见身有微热，阴寒上逆见呕。

功效： 回阳救逆。

现代临床应用： 可用于急性胃肠炎、胃下垂、食管痉挛、心功能不全、休克等。

医案： 李某，女，52岁，高城村人。褐衣蔬食，家境不裕，体弱劳多，故常病焉。近又腹痛、呕吐5日，经用西药治疗不效，当日午后邀余出诊。患者裸卧于炕，被半遮，言热甚，5日未曾更衣。初疑阳明病胃家实，欲拟承气汤下之。细察之，非也。患者面色萎黄无华，形容憔悴少神，舌淡润滑无苔，而非面赤唇焦，舌燥苔黄；闻其声音低微，气息细弱，而非声高息粗。询知满腹疼痛，走窜不定，而非固定于脐周；痛剧时头汗淋漓，手足冷至肘膝，而非手足濈然汗出，热深厥深；脉象沉迟而弱，而非沉迟而滑；呕吐狼藉，口不苦，亦不渴。按迹循踪，皆非阳明之状。证属寒厥，治以回阳救逆，拟四逆汤加味：附子10 g，干姜10 g，炙甘草6 g，党参15 g，半夏10 g。1剂进毕，便痛止厥回。改用理中丸以善后。

按语：《灵枢·五邪》云："阳气不出，阴气有余，则寒中肠鸣腹痛。"患者本非松柏坚固之体，显无抗寒傲霜之力，寒邪直中，故而呕吐腹痛；阴乘阳位，格阳于外，故见假热之象。急宜温中回阳，降逆散寒，使春回大地，冰消冻解。若从阳治，投以寒凉，势必雪上加霜，形成变证、坏证。

——闫云科.临证实验录[M].2版.北京：中国中医药出版社，2012.

6 厥阴呕吐

乌梅丸

原文： 伤寒脉微而厥，至七八日肤冷，其人躁，无暂安时者，此为脏厥，非蛔厥也。蛔厥者，其人当吐蛔，今病者静，而复时烦者，此为脏寒。蛔上入其膈，故烦，须臾复止，得食而呕，又烦者，蛔闻食臭出，其人常自吐蛔。蛔厥者，乌梅丸主之。又主久利。(338)

病因病机： 上热下寒，蛔虫内扰。

辨证要点： (上热+下寒)烦躁不宁，脉微，肢厥，剧烈腹痛，呕吐。

功效： 清上温下，扶正制蛔。

现代临床应用： 慢性胃炎、消化性溃疡、胆囊炎、肠炎、蛔虫病等。

医案： 薛某，女，61岁，农民。食管癌术后未行其他特殊治疗，定期复查，未见复发。2017年出现干呕，胃镜检查示食管癌术后。胸部CT示食管癌术后改变，左肺下叶慢性炎症；双肺内多发结节，转移瘤待排；双肺轻度肺气肿。刻诊：干呕 20 余日，饮食 2 小时后甚。自觉有饮食欲有上逆之势，却干呕无物。食欲尚可，却因干呕而畏食，眠可，口干不苦，夜间需饮水，平素手足冰凉，大便质干量少，小便量少。舌红，苔薄白，脉弦细。证属寒热错杂，治以清上温下，方拟乌梅丸加减。处方：乌梅 20 g，附子 12 g，细辛 3 g，干姜 10 g，黄连 6 g，桂枝 10 g，蜀椒 10 g，当归 10 g，黄柏 10 g，太子参 30 g，白芍 15 g，吴茱萸 10 g，麦冬 30 g，八月札 30 g，藤梨根 30 g，蜈蚣 6 g，甘草 6 g，生姜 3 片，大枣 3 枚。14 剂，水煎服，日 1 剂，早晚餐后服用。复诊诉呕吐症状完全消失，手足畏寒、双下肢浮肿、口干均缓解，二便调。

按语： 患者为食管癌术后复发，体质本身属虚，再遭邪积聚于肺，故表现为平素手足冰凉，脾胃阳虚，受纳运化失司，格拒饮食故发呕吐，脉细。口干，夜间需饮水，大便质干量少，小便量少，舌红脉弦当属表实，郁久化热，热伤津液，故以乌梅丸为主方，纠正寒热紊乱。考虑呕吐属中医脾胃系病，“呕吐症……，其所以不降而上逆呕吐者”，吴茱萸和黄连两药合用，辛开苦降，降逆止呕。热灼津液，故加麦冬养阴生津。肝体阴而用阳，白芍柔肝止痛，与当归养血活血相结合，养肝体助肝用，恢复其疏泄。考虑病史，佐以抗肿瘤药物八月札、藤梨根、蜈蚣。

——左博靖. 刘丽坤教授运用乌梅丸治疗肿瘤晚期患者不良反应经验[J]. 亚太传统医药，2019，15(12)：95-97.

腹 胀 满

腹胀满一般指腹中有胀满之感而外无胀急之象。腹胀满既可以是一个独立的疾病，又可以是多种疾病的一个独立症状。腹胀满最早见于《黄帝内经》，其中关于“少腹满”“中满”“满病”“腹气满”的论述均可归属于“腹胀满”范畴。《伤寒论》将腹满程度较轻者称为“腹微满”，腹满而兼胀者称为“腹胀满”，兼痛者称为“腹满痛”，腹部板硬者称为“腹硬满”；《金匮要略·腹满寒疝宿食病脉证治第十》则对腹满有专篇论述。

腹胀满在《伤寒论》许多病证都可见到，涉及西医便秘、腹泻、肠易激综合征、消化不良、进食障碍疾病、肥胖症、器质性疾病(包括某些恶性肿瘤)等多种疾病。在六经病中，腹胀满多见于太阳病、阳明病、太阴病。究其病因，腹胀满不外乎寒热虚实，或虚中夹实。实证腹胀满可见于太阳中风火劫发汗之腹满、太阳病误下转属阳明之腹满、阳明病之腹满、少阴复出阳明之腹满等，可见腹部按压疼痛、便秘、发热汗出、谵语等症，治疗可用攻下之法。虚满可见于太阴腹痛，症见腹满时减，复如故，按之柔软，时腹满自痛，伴下利，治疗可用温运之法。虚实夹杂之腹满可见于太阳发汗后脾虚气滞之腹满，症见腹满不甚，按之柔软，时减时甚，得矢气则缓。治疗可予温阳和中除满。治疗时不能见满治满，宜根据患者体质差异、病情属性，审证求因，辨证论治。

1 阳明腹胀满

大承气汤

原文： 阳明病，脉迟，虽汗出不恶寒者，其身必重，短气，腹满而喘，有潮热者,此外欲解,可攻里也。手足濈然汗出者,此大便已硬也,大承气汤主之。若汗多,微发热恶寒者,外未解也,其热不潮,未可与承气汤。若腹大满不通者,可与小承气汤,微和胃气,勿令至大泄下。(208)

阳明病,下之,心中懊憹而烦,胃中有燥屎者,可攻。腹微满,初头硬,后必溏,不可攻之。若有燥屎者,宜大承气汤。(238)

大下后,六七日不大便,烦不解,腹满痛者,此有燥屎也。所以然者,本有宿食故也,宜大承气汤。(241)

发汗不解,腹满痛者,急下之,宜大承气汤。(254)

腹满不减,减不足言,当下之,宜大承气汤。(255)

少阴病,六七日,腹胀,不大便者,急下之,宜大承气汤。(322)

病因病机: 阳明里热炽盛,腑气不通,燥屎内结。

辨证要点: (热结在里)大便不行,腹胀满痛拒按,谵语等;日晡潮热;痉病;脉洪大而实,或脉迟。

功效: 峻下热结。

现代临床应用: 以痛而闭为特征的外科急腹症,如急性单纯性肠梗阻、粘连性肠梗阻、蛔虫性肠梗阻、急性胆囊炎、急性胰腺炎、急性阑尾炎、胃柿石等,以及腹部手术后出现大满、大热、大实,脉沉、实、滑诸症者。

医案: 魏某,男,13 岁,学生。因阵发性腹痛并发呕吐半个月、便秘 1 周,1998 年 11 月 20 日入院。询问病史,半年前行阑尾切除术,3 个月前行肠粘连松解术。查体:腹胀如鼓,拒按,肠鸣如雷声,腹部 X 线片见小肠明显扩张,并见多个液平面。诊断为急性粘连性肠梗阻,在基础治疗的同时,用大承气汤加沙参 10 g、白花蛇舌草 10 g,每日 1 剂,分 2 次服下。服用 3 剂后,开始排气通便,服药 1 周后症状消失出院。2000 年 1 月因进食冰糖葫芦诱发急性粘连性肠梗阻再次入院,口服大承气汤 4 剂无效,后改用胃管注入给药,前 2 次未及片刻即呕出,第 3 次尽量抽空胃液后,注入浓煎剂,2 小时后突然通便排气,腹痛骤减,继服大承气汤加减 2 周后痊愈出院,至今未发。

按语: 该方具有较强的攻泻热结、破气行气和润燥通便的功效。有时口服不能奏效,则改用胃管注入法,先抽空胃液,使胃肠更易受纳药液,同时避免了中药对口、咽部、食管的直接刺激,注入的浓煎剂药效更加集中而强劲。

——杨先玉.大承气汤治疗粘连性肠梗阻 66 例体会[J].江西中医药,2003(12):18.

小承气汤

原文： 阳明病，潮热，大便微硬者，可与大承气汤；不硬者，不可与之。若不大便六七日，恐有燥屎，欲知之法，少与小承气汤，汤入腹中，转矢气者，此有燥屎也，乃可攻之。若不转矢气者，此但初头硬，后必溏，不可攻之，攻之必胀满不能食也。欲饮水者，与水则哕。其后发热者，必大便复硬而少也，以小承气汤和之。不转矢气者，慎不可攻也。小承气汤。(209)

病因病机： 热实内结，腑气不通。

辨证要点： (热结在里轻证)大便硬，潮热或发热微烦，腹大满，脉滑而疾；或痢疾初起，腹中胀痛，里急后重者。

功效： 泻热通便，消滞除满。

现代临床应用： 肠梗阻、肠功能紊乱、急性胆囊炎、急性阑尾炎等症见阳明腑实轻证。

医案： 陈某，男，12 岁。过端午节时粽子食用过多，第 2 日胃痛腹胀，啼哭不止。其父前往药铺购买"一粒丹"，予服之，不但无效，腹痛反而加剧。询之大便已 3 日未解。解衣观腹，腹胀如合瓦，以手按其腹则叫哭不已。脉沉滑有力，舌苔黄白杂腻。此因过饱伤中，食填太仓，胃肠阻滞，气机不利所致。处方：大黄 9 g，枳实 9 g，厚朴 9 g，藿香梗 6 g，生姜 6 g。1 剂。服药后约 2 小时，腹中气动有声，旋即大便作泻，泻下酸臭物甚多，连下 2 次，腹痛止而思睡。转用保和丸加减善后。

按语： 本案为积食。食积于胃肠，不得消化，变为腐臭，即为毒物发酵膨大。胃肠不耐，故腹胀满而痛。此所以小承气加味效佳。一般说来，本案使用槟榔四消丸亦可，且更简便。

——刘渡舟，姜元安. 经方临证指南[M]. 北京：人民卫生出版社，2013.

调胃承气汤

原文： 太阳病，过经十余日，心下温温欲吐，而胸中痛，大便反溏，腹微满，郁郁微烦。先此时自极吐下者，与调胃承气汤。(123)

伤寒吐后，腹胀满者，与调胃承气汤。(249)

病因病机： 燥热结实，胃气不和。

辨证要点：（阳明腑实重证）蒸蒸发热，腹胀满，大便不通，心烦谵语。

功效： 峻猛攻下，泻热和胃，畅达气机。

现代临床应用： 习惯性便秘、肠易激综合征、功能性消化不良等功能性胃肠病。

医案： 安某，男，38岁。患慢性痢疾1年多，大便每日三四次，兼夹黏液，有下坠感，伴腹胀肠鸣。舌质红，苔黄，脉弦。先按厥阴下利治疗，用白头翁汤加白芍、麦冬，2剂后大便黏液明显减少，但仍腹胀肠鸣而下坠，此属热结阳明胃肠气机不利，通因通用，宜从调胃承气汤法。拟方：大黄9 g，风化硝9 g，炙甘草9 g，白芍15 g，川楝子9 g，青皮9 g。服药1剂后，大便泻出黄黑色粪垢甚多，顿觉腹中宽适。宗前法用调胃承气汤原方又1剂，诸症皆消。

按语： 承气者，用以承顺胃肠六腑之气机，胃肠六腑之气不顺，责在内有邪气凝滞。大、小、调胃三承气汤都能攻逐胃肠六腑凝滞之邪，所以皆能承顺气机下行。病有大便硬结，腹满腹痛者，是由于腑气不利；有大便下利，腹满腹痛者，亦由于腑气不利。所以三承气汤，不但能治大便硬结，又都能治疗大便下利。用三承气汤治疗胃肠实热内结的大便硬结易明，但用此三方治疗大便下利却不易明。大、小、调胃三承气汤，药味各异，剂量不同，煎服方法亦各有特点，所以治疗有大小轻重缓急之分。如下利后重，腹胀疼痛俱盛者，病情急迫较重，用大承气汤；下利后重，以腹胀为主者，用小承气汤；下利后重，虽有腹胀而病情轻缓者，用调胃承气汤。由此可见，承气汤的主要作用在于逐邪通腑，凡下利后重，以腑气不利为主，有明显腹部胀满表现者，切其脉沉滑有力、舌苔黄厚不褪都可以用承气汤下。

——刘渡舟，姜元安. 经方临证指南[M]. 北京：人民卫生出版社，2013.

栀子厚朴汤

原文： 伤寒下后，心烦腹满，卧起不安者，栀子厚朴汤主之。(79)

病因病机： 误下后，邪气壅于胸腹之间而致心烦腹满。

辨证要点：（热郁胸膈＋气滞）胸中烦闷不适，心烦，腹胀，纳差，睡眠障碍。舌红苔黄或腻。

功效： 清热除烦，行气消满。

现代临床运用： 慢性胃炎、反流性食管炎、功能性消化不良、慢性肝炎、急慢性胆囊炎、慢性胰腺炎、抑郁症、焦虑症等。

医案： 曹某，女，72岁，1995年10月26日初诊。心烦持续2年，近有逐渐加重之势。西医诊断为神经症，予镇静安神药物，未见好转，转请中医治疗。刻下：心烦，苦不堪言，家人体恤其情，谨慎扶持，亦不能称其心，反遭呵斥。烦躁不宁，焦虑不安，烦急时欲用棍棒捶打胸腹方略觉舒畅。脐部筑动上冲于心，筑则心烦愈重，并有脘腹胀满如物阻塞之感。伴失眠，惊惕不安，呕恶纳呆，大便不调，溺黄。舌尖红，苔腻，脉弦滑。辨证：火郁胸膈，下迫胃肠。立法：宣郁清热，下气除满。拟栀子厚朴汤：栀子14 g，枳实10 g，厚朴15 g。7剂药后，心烦减半，心胸霍然畅通，性情渐趋平稳安静，夜能寐，食渐增，获此殊效，病家称奇，又自进7剂。复诊时，仍有睡眠多梦，口舌干燥，口苦太息，小便黄赤等热未全解之症。转方用柴芩温胆汤合栀子厚朴汤，清化痰热，治疗月余而病除。

按语： 本案以心烦懊憹，脘腹胀满为主要表现，为热郁胸膈，下及脘腹。虽腹满，但无疼痛拒按，大便不通等实证，犹为无形邪热之郁结，非阳明可下之证。故治以栀子厚朴汤清热除烦，宽中消满。

——陈明. 刘渡舟临证验案精选[M]. 北京：学苑出版社，1996.

茵陈蒿汤

原文： 伤寒七八日，身黄如橘子色，小便不利，腹微满者，茵陈蒿汤主之。(260)

病因病机： 邪热入里，与脾湿相合，湿热壅滞中焦。湿热壅结，气机受阻，故腹微满、恶心呕吐、大便不爽甚或秘结；无汗而热不得外越，小便不利则湿不得下泄，以致湿热熏蒸肝胆，胆汁外溢，浸渍肌肤，则一身面目俱黄、黄色鲜明；湿热内郁，津液不化，则口中渴。舌苔黄腻，脉沉数为湿热内蕴之征。

辨证要点： (阳黄+腹胀满)一身面目俱黄，黄色鲜明，发热，无汗或但头汗出，口渴欲饮，恶心呕吐，腹微满，小便短赤，大便不爽或秘结，舌红苔黄腻，脉沉数或滑数有力。

功效： 清热，利湿，退黄。

现代临床应用： 急性黄疸性肝炎、胆囊炎、胆石症、钩端螺旋体病等引起的黄疸，证属湿热内蕴者。

医案： 张某，男，38 岁。患急性黄疸性肝炎，发热 38.8 ℃，右胁疼痛，自觉腹部胀满不舒，口苦，恶心，厌食油腻之物，一身面目尽黄，大便不爽，小便短黄。舌苔黄腻，脉弦滑数。茵陈 30 g，大黄 9 g，栀子 9 g，柴胡 12 g，黄芩 9 g，半夏 9 g，生姜 9 g。3 剂后，大便畅泻，小便通利，黄毒从二便而去，诸症悉退。3 日后，黄疸又作，此乃余邪未净，仍服上方而退。

按语： 茵陈蒿汤是《伤寒论》中治疗湿热发黄的一首名方，临床上用本方治疗各种黄疸，特别是治疗肝胆疾病所引起的黄疸，无论急、慢性，多能取效，这一点已被大家所公认。在此只需要补充两点：①常用加味法。若兼胁肋胀满或疼痛者，加柴胡、黄芩；恶心呕吐者，加半夏、生姜；湿毒盛而证形剧者，加土茯苓、凤尾草；两足发热者，加知母、黄柏。②经验证明，凡治湿热黄疸，其病多缠绵难愈，这与湿邪黏腻难去有关，所以不可操之过急，治疗时务必使湿热邪气尽去方能罢手，否则病情反复，将更加难以治疗。例如，小便黄赤者，服药后必须以尿色变清为准；大便灰白者，服药后必须以大便转为黄色为准，否则，停药过早，容易复发。另外，有的患者病后周身乏力，疲惫不堪，切勿错认为虚证而妄投补益之品，仍需用清热利湿之法，使湿热尽去，体力即能逐渐恢复。

——刘渡舟，姜元安. 经方临证指南[M]. 北京：人民卫生出版社，2013.

硝石矾石散

原文： 黄家日晡所发热，而反恶寒，此为女劳得之。膀胱急，少腹满，身尽黄，额上黑，足下热，因作黑疸。其腹胀如水状，大便必黑，时溏，此女劳之病，非水也。腹满者难治。硝石矾石散主之。（《金匮要略·黄疸病脉证并治第十五》）

病因病机： 此为女劳疸肾虚内热日久，发展成瘀血湿热兼夹之黑疸。肾气虚弱，则卫阳必亦虚，加之日晡时阳消阴长，故日晡反恶寒怕冷，此亦排除了阳明湿热日晡所发热；肾虚内热，故额上黑，膀胱急，少腹满，足下热；瘀血内阻，湿热熏蒸，故身尽黄；若湿热灼伤血脉，瘀血内阻，流注肠道，则转为黑疸，故见腹胀如水状，大便必黑，时溏。

辨证要点： （肝胆瘀血＋湿热）症见胁痛固定不移，痛性难忍，入夜尤甚，身目小便黄，日晡发热，五心烦热，足下热，不思饮食，肢体倦怠，微汗出，舌暗或有瘀斑，脉涩。

功效： 清热化湿，消瘀利水。

现代临床应用： 肝硬化腹水、急性传染性肝炎、肝胆结石、脾大等属上述病机者。

医案： 李某，男，38岁，1990年4月就诊。自述右胁腹部胀痛2年余，加重半个月，胃脘胀满痞闷，痛连右胁背，每喝酒或食高脂餐复发，舌质紫暗，苔薄黄，脉弦滑数。B超提示：肝内胆管结石和胆囊结石。患者呈慢性病容，体质消瘦，面色晦暗，毛发稀疏，血压120/80 mmHg，脉搏78次/分，体温36 ℃，心肺（－），腹软，右胁轻度压痛，墨菲征（＋），肝脾未触及，化验血常规（－），肝功能（－），诊断：胁痛（胆结石）。治则：清利肝胆，化瘀排石。处方：火硝、皂矾等份为末，每服5 g，大枣15枚，金钱草30 g，煎汤送服，日3次。嘱患者服药后，宜多喝水，多活动。倘大便黑绿色属药物所致，坚持用药2个半月，排石60余块，症状消失，B超复查证实结石已经消除。

按语： 临证凡黄疸久治不愈，诸如迁延性肝炎、慢性肝炎、肝硬化腹水等，症见黄疸反复不退，腹胀满，大便时溏或呈黑色，面色灰滞，巩膜黄染，舌质有紫斑，牙龈出血，苔白腻等，或面色晦暗，肝脾肿大属瘀血夹湿热者，皆可使用硝石矾石散为主方加减治疗。

——丁庆学.田河水硝石矾石散治疗胆石症体会[J].甘肃中医，1994，7(3)：22.

抵当丸

原文： 伤寒有热，少腹满，应小便不利，今反利者，为有血也，当下之，不可余药，宜抵当丸。（126）

病因病机： 表邪循经入腑，热与血结下焦。

辨证要点： （下焦蓄血）症见少腹硬满，小便自利，喜忘，如狂或发狂，大便色黑易解，脉沉实，或妇女经闭，少腹硬满拒按。

功效： 破血下瘀。

现代临床应用： 盆腔炎、闭经、痛经、子宫内膜异位症、死胎引产、产后静脉炎、前列腺炎、乳糜尿、睾丸炎、阴茎血肿、嵌顿疝、泌尿系结石、肠梗阻、痔疮、脑血栓、血小板增多症等。

医案： 余尝诊一周姓少女，住小南门，年十八九，经事三月未行，面色萎黄，少腹微胀，证似干血劳初起。因嘱其吞服大黄䗪虫丸，每服9 g，日三次，尽月可愈。自是之后，遂不复来，意其差矣。越三月，忽一中年妇人扶一女子来请医。顾视此女，面颊以下几瘦不成人，背驼腹胀，两手自按，呻吟不绝。余怪而问之，病已至此，何不早治？妇泣而告曰：此吾女也，三月之前，曾就诊于先生，先生令服丸药，今腹胀加，四肢日削，背骨突出，经仍不行，故再求诊！余闻而骇然，深悔前药之误。然病已奄奄，尤不能不一尽心力。第察其情状，皮骨仅存，少腹胀硬，重按痛益甚。此瘀积内结，不攻其瘀，病焉能除？又虑其元气已伤，恐不胜攻，思先补之。然补能恋邪，尤为不可。于是决以抵当汤予之。处方：虻虫 3 g，水蛭 3 g，大黄 15 g，桃仁 15 g。明日母女复偕来，知女下黑瘀甚多，胀减痛平。惟脉虚甚，不宜再下，乃以生地黄、黄芪、当归、潞党参、川芎、白芍、陈皮、茺蔚子活血行气，导其瘀积。一剂之后，遂不复来。后六年，值于途，已生子，年四五岁矣。

按语： 丸药之效否，与其原料是否地道，修合是否如法，储藏是否妥善，在在有关，故服大黄䗪虫丸而未效者，不能即谓此丸竟无用也。

——曹颖甫. 经方实验录[M]. 北京：中国医药科技出版社，2014.

厚朴七物汤

原文： 病腹满，发热十日，脉浮而数，饮食如故，厚朴七物汤主之。（《金匮要略·腹满寒疝宿食病脉证治第十》）

病因病机： 太阳病日久不解，入于阳明，化热成实，形成表里俱病，且里证重于表证。发热十日，脉浮而数，脉浮为太阳表邪未尽解，脉数为邪已入里化热；腹满，为肠中已有实邪，气机阻滞；饮食如故，为胃气尚未受伤，邪热结滞在肠道。

辨证要点： （太阳表证＋阳明里实热证）轻度恶风，身痛，脉浮数，又继发腹胀满，大便不通，或大便不调畅，口苦，口臭等症。

功效： 通阳明胃肠之实热，外解太阳之表邪。

现代临床应用： 胃肠型感冒、急性肠炎、不全性肠梗阻等疾病。

医案： 蒋某，男，12 岁，1958 年 10 月 10 日就诊。前天下午在学校剧烈运动后，急饮凉汽水两瓶，不久即觉身冷，腹胀，痞满，口淡不欲食。刻诊：脘腹胀满，胀痛，偶得矢气后痛稍减，纳呆、泄泻、畏寒、手足不温，舌淡有瘀点，苔薄白腻，脉沉细略滑。证属寒邪内阻，气滞食积。治宜表里双解，温中散寒，消食导滞，行气止痛。方用厚朴七物汤加减：厚朴、枳实、焦三仙各 15 g，桂枝、木香、砂仁各 9 g，大枣 10 g，生姜 3 g，甘草 6 g，鸡内金 30 g。药后 2 小时左右，即频频矢气，腹胀痛减轻，次日早起脘腹舒畅，知饥欲食。服完 2 剂，诸症痊愈。

按语： 本案患者因剧烈运动身热汗出之后，饮冷过急，伐伤胃气，外受寒侵，毛窍闭塞，寒为阴邪，其性收引，寒束肌表，阳气不达四末，故畏寒肢冷；寒邪内阻，阳气不运不得舒展，气血被阻，致中焦气机升降失常，气机郁滞故脘腹胀满疼痛；寒邪内侵，脾胃受伐，食滞中阻，运化无权，故纳呆腹痛而泻；舌淡有瘀点，苔薄白腻，脉沉滑均为寒盛食滞、气血郁阻之象。运用厚朴七物汤加减，取其表里双解而为治。方中重用厚朴、枳实、焦三仙、鸡内金，消痞除满、行气导滞，为君药；臣以木香、砂仁行气止痛，温胃和中；佐以桂枝、生姜、大枣解表散寒，调和营卫；甘草调和诸药为使。全方共奏表里双解、消痞除满、行气止痛之功而获速效。

——余祥贵. 厚朴七物汤加减治疗脘腹胀满疼痛[J]. 四川中医，1989，11:27.

己椒苈黄丸

原文： 腹满，口舌干燥，此肠间有水气，己椒苈黄丸主之。(《金匮要略·痰饮咳嗽病脉证并治第十二》)

病因病机： 水走肠间，沥沥有声，此气过水声，水饮聚肠，分清泌浊失职，时而便干，时而下利。阴水蓄腑，脾失转输，碍气下行则生腹满，水津不化，津不上承则口舌干燥。

辨证要点： (水停肠间)水饮积聚脘腹，肠间有声，腹满便秘，小便不利，口干舌燥，脉沉弦。

功效： 攻逐水饮，下气除满。

现代临床应用： 肺源性心脏病、心力衰竭、晚期血吸虫病、肝硬化腹水等。

医案： 朱某，男，25 岁。春间患风寒咳嗽，寖至全身浮肿。医用开鬼门法，浮肿全消，但咳嗽仍紧，腹感满胀。又用六君子汤加生姜、细辛、五味子，温肺健脾，咳得减而腹更胀大，行动则气促。易医亦认为虚，疏实脾饮，服后胀不减，胸亦甚觉痞满。经治十余日无效，已延半年，腹大如鼓。吾夏月治其邻人某之病，因来附诊。按脉沉实，面目浮肿，口舌干燥，却不渴，腹大如瓮，有时哆声胀满，延及膻中，小便黄短，大便燥结，数日一行，起居饮食尚可，殊无羸状。如果属虚服前药当效，而反增剧者，其为实也明矣。审病起源风寒，太阳之表邪未尽，水气留滞，不能由肺外散，反而逐渐深入中焦，与太阴之湿合为一，并走肠间，辘辘有声，而三焦决渎无权，不从膀胱气化而外溢，积蓄胃肠而成臌。当趁其体质未虚，乘时而攻去之。依《金匮要略》法，处方：己椒苈黄丸（改汤），此以防己、椒目行水，葶苈泻肺，大黄清肠胃积热，可收快利之效。药后水泻数次，腹胀得减。再二剂，下利尤甚，腹又逐消，小便尚不长，用扶脾利水滋阴之法，改服茯苓导水汤配吞六味地黄丸，旬日而瘥。

按语： 水臌而饮食尚佳，殊无羸状。当此应攻，投己椒苈黄丸前后分消，果得泄而腹胀减，复进二剂，水饮去其大半，遵《黄帝内经》“衰其大半而止”原则，改进茯苓导水汤，利水缓图，病瘥。以此鉴之，前医治法，属以补塞实，《黄帝内经》所谓“实实”之误也，焉能取效？茯苓导水汤，为《证治准绳》方，组成：赤茯苓、泽泻、槟榔、木瓜、大腹皮、陈皮、桑白皮、木香、砂仁、紫苏、白术、麦冬、灯心草。

——赵守真. 治验回忆录[M]. 北京：人民卫生出版社，2008.

大黄䗪虫丸

原文： 五劳虚极羸瘦，腹满不能饮食，食伤、忧伤、饮伤、房劳伤、饥伤、劳伤，经络营卫气伤，内有干血，肌肤甲错，两目黯黑。缓中补虚，大黄䗪虫丸主之。（《金匮要略·血痹虚劳病脉证并治第六》）

病因病机： 羸瘦是五劳七伤，虚损至极的表现，腹满不能饮食是肝脾血瘀脾运失常，胃动欠佳的结果，湿劳的病种有多种，有食伤气伤、饮食所伤、房室不节致伤、饥饿伤、劳力伤及经络营卫气伤等，虚劳久伤，气血运行不畅，经络瘀血而成干血，肌肤甲错，是血瘀肌肤营养不良，皮肤粗糙或如鳞片，目眶暗黑是血瘀之征，治疗以活血破瘀之药，汤剂改作丸服，取缓中补虚之法，慢攻图正。

辨证要点： （血瘀血虚）羸瘦，腹胀，纳差，肌肤甲错，两目暗黑。

功效： 活血破瘀，通经消癥。

现代临床应用： 肝硬化、慢性活动性肝炎、乳腺增生症、脑梗死、鹤膝风。

医案： 李某，女，65岁，2008年10月20日初诊。患者腹大坚满，脉络怒张，胁腹胀痛。10多年前，因家事繁杂，心多抑郁，以致肝气犯脾，气血凝滞，脉络瘀阻。久则腹渐坚满而成臌胀。观其形体消瘦，面色暗黑，唇色紫褐，舌面有瘀斑，脉弱细涩。自述：大便色黑坚硬，呈颗粒状，每10～20日1次，近1个月来，未解大便，小便正常。能食，但因未解大便不敢多食，精神尚可。前医以大黄等药下之，以蜂蜜等物调之，仅下2～3粒硬便。给予大黄䗪虫丸成药，每次1丸，每日3次连服，令以人参适量煎水当茶饮。服6盒后，黑便（瘀血）下尽，腹即平软，惟觉神疲乏力。继以补血之剂，调理善后。

按语： 本案患者因气滞血瘀，日久而成臌胀。瘀血阻于肝脾脉络之中，隧道不通，故腹大坚满，脉络怒张。瘀热蕴阻下焦，病邪日深，入肾则面色暗黑。瘀热伤津损络，故大便色黑坚硬。因病久体虚，加之年老气衰，故用丸药缓攻，并用人参扶正，多年沉疴，一药而愈。

——张云萍．大黄䗪虫丸临床应用心得[J]．山西中医学院学报，2012，13(2)：64-65.

2 太阴腹胀满

厚朴生姜半夏甘草人参汤

原文： 发汗后，腹胀满者，厚朴生姜半夏甘草人参汤主之。(66)

病因病机： 发汗太多致脾气虚弱，运化失健，气机阻滞。

辨证要点： (脾虚气滞)腹部胀满，一般多表现为上午轻，下午重，傍晚尤重，但胀满发作的时候不喜温按；或者兼有恶心呕吐，纳差，心下痞，乏力，口淡不渴，舌淡，苔薄白，脉沉弱。

功效： 温运健脾，宽中除满。

现代临床应用： 功能性消化不良、急慢性胃炎、胃肠道外科手术后、胃肠功能紊乱等。

医案： 柴某，男，56岁。全身疼痛，胃脘胀满、纳差已10余日，腹胀难忍，汤水不入3日。就诊时患者裹衣围被、蒙头蜷卧，神识昏糊，呻吟时作，辗转反侧。揭被见其头汗津津，面无光泽，目光无神，腹满胀大，但不拒按。

脉沉迟而濡，舌淡无苔而水滑。此属脾虚湿阻、虚实夹杂之证。思仲景有“发汗后，腹胀满者，厚朴生姜半夏甘草人参汤主之”。故拟方：厚朴 10 g，干姜 6 g，半夏 12 g，炙甘草 6 g，党参 12 g，炒神曲 30 g。并嘱其家属多次少量喂服。当夜服药 1 次，翌晨思食。原方继服 2 剂，腹胀渐消，饮食日增。因全身疼痛，原方加桂枝 10 g，附子 10 g，白术 10 g，服药 3 剂，病势渐缓。

按语： 患者素体虚衰，曾因发汗攻下而损其阳，中阳不运，水湿遏阻，气机不通，故属虚中夹实。用此方温中阳化寒湿，标本同治，虚实兼顾，最为稳妥。原方用生姜，为增温中散寒之功，则干姜易生姜；原方厚朴用量是党参的 8 倍，考虑此患者虚多实少，故党参用量略多于厚朴，意在益脾气而运寒湿，复以炙甘草和中益气，取塞因塞用之法。同时半夏温燥寒湿，厚朴理气化湿，炒神曲消食运湿。全方补消配合，相辅相成，则脾气旺而寒湿去，胃气复而胀满自除。

——柴根旺. 厚朴生姜半夏甘草人参汤治愈腹满不食一例[J]. 山西中医，1986(4)：40.

3 少阴腹胀满

四逆汤

原文： 下利腹胀满，身体疼痛者，先温其里，乃攻其表。温里宜四逆汤，攻表宜桂枝汤。(372)

病因病机： 脾肾阳虚，温运无力，寒湿阻滞，气机不畅。虽有身疼痛之表证，但因里证急重，故当先温其里，宜用四逆汤。待里证已安而尚有表证，再治其表，宜用桂枝汤。

辨证要点： (里虚寒)阳虚欲脱，冷汗自出，四肢厥逆，下利清谷，舌淡苔白，脉微欲绝。

功效： 温中祛寒，回阳救逆。

现代临床应用： 休克、腹泻、阳虚发热、血栓闭塞性脉管炎、手足寒厥证、毒血证和食管痉挛性狭窄等。

医案： 赵某，女，55 岁。腹胀、矢气约 2 年。腹胀，腹痛，泛酸，气短，乏力，畏冷，背痛，眠差，夜里汗出，尿黄，口和，舌淡胖润有痕，脉沉滑寸弱。胃镜检查示浅表性胃炎。证属脾胃虚寒、大气下陷，治宜温肾补脾、升阳举陷，方选四逆汤合升陷汤加味。处方：附子 15 g，干姜 15 g，黄芪 40 g，升麻 10 g，柴胡 10 g，桔梗 10 g，桂枝 15 g，乌贼骨 25 g，羌活 10 g，茯苓 30 g，酸枣仁 30 g，砂仁 10 g，炙甘草 10 g。5 剂后，腹胀大减，胃痛消失，除泛酸外余症均减，守方调理 7 剂，告愈。

按语： 四逆汤出自《伤寒论》，主治阳衰寒厥证。方中附子大辛大热，走而不守，回阳救逆，尤善温肾阳，为回阳祛寒要药；干姜守而不走，温中祛寒。附子、干姜配伍，重在温补肾阳以补先天。炙甘草甘缓和中，既能缓和干姜、附子燥烈峻猛之性，使其无伤阴之弊，且与干姜配伍，重在温补脾阳以补后天。升陷汤出自《医学衷中参西录》，方中重用黄芪，配伍升麻、柴胡以升补阳气；知母凉润，桔梗载药上行，主治胸中大气下陷之证。本案患者有腹胀痛、气短、乏力、畏冷、背痛等症，兼有矢气，且脉沉滑寸弱，是脾胃虚寒、大气下陷，选用四逆汤温肾补脾，合升陷汤加味升阳举陷。故 5 剂后患者腹胀大减，胃痛消失，守方调理 7 剂告愈。

——张存悌.扶阳医案(二)[J].辽宁中医杂志，2012，39(1)：151-152.

腹　痛

腹痛是以胃脘以下、耻骨毛际以上部位发生疼痛为主症的病证。

腹痛在《伤寒论》中可见“腹中痛”“绕脐痛”“少腹满、按之痛”“腹满痛”“时腹自痛”等记载。现代医学急慢性胰腺炎、肠易激综合征、神经症性腹痛、消化不良性腹痛、急性肠系膜淋巴结炎、阑尾炎、肠梗阻、肠粘连、嵌顿疝及痛经等疾病均可以腹痛为主要表现。

1 阳明腹痛

● 大承气汤

原文： 大下后，六七日不大便，烦不解，腹满痛者，此有燥屎也。所以然者，本有宿食故也，宜大承气汤。(241)

发汗不解，腹满痛者，急下之，宜大承气汤。(254)

病因病机： 阳明腑实，实热积滞，腑气不通。

辨证要点： (痞满燥实)大便不通，脘腹痞满，腹痛拒按，按之硬，日晡潮热。

功效： 峻下热结，行气导滞。

现代临床应用： 可用于肠梗阻、胆囊炎、胰腺炎等，以痞、满、实为运用指征。

医案： 邢某，女，48岁，2003年10月5日初诊。行阑尾切除术6年余。术后2年每年腹痛发作1～2次，痞满，不思饮食，予以灌肠、输液治疗，疼痛可缓解，此次突发腹痛，急诊入院。诊见：腹胀痛拒按，心烦，发热，大便3日未解，舌红、苔黄燥，脉浮紧。腹部X线检查：中腹有胀气，少量液平。实验室检验：白细胞计数 $10.8\times10^9/L$，中性粒细胞百分比70%，淋巴细胞百分比30%。西医诊断：不完全性肠梗阻。中医诊断：腹痛。证属燥热内结，腑气不通。治以通腑泻浊，方用大承气汤。处方：大黄（后下）、枳实、厚朴各15 g，芒硝10 g（冲服），1剂，水煎服。2小时后解下大量臭秽粪便，燥屎坚硬，腹痛发热随即减轻，尔后又排便1次，诸症消失。

按语： 患者行阑尾切除术后常腹痛发作，乃因血瘀留滞肠腑，使气机阻滞，腑气不通，不通则痛。《伤寒论》曰："阳明病，谵语，有潮热，反不能食者，胃中必有燥屎五六枚也。"故用导滞通腑之剂大承气汤。方中大黄苦寒泻热通便，荡涤肠胃腑实；芒硝咸寒泻热，软坚润燥；厚朴行气通滞；枳实行气散结，消痞除满。诸药合用，祛实邪荡郁热病乃向愈。

——李玲.急症应用经方治验举隅[J].新中医，2005，37(8)：83.

大陷胸汤

原文： 太阳病，重发汗而复下之，不大便五六日，舌上燥而渴，日晡所小有潮热，从心下至少腹硬满，而痛不可近者，大陷胸汤主之。(137)

病因病机： 太阳病表证误下，外邪化热内陷，热邪与水饮互结于胸腹。

辨证要点： （水热互结）心下硬满而痛，不可触摸，舌上燥而渴，苔黄，脉沉而有力。

功效： 峻下逐水，泻热破结。

现代临床应用： 急性肠梗阻、急性胆囊炎、胆道梗阻感染、急性胰腺炎等凡实热病邪严重结聚于腹部而见腹痛者。

医案： 吴某，女，40岁，农民。因上腹部胀痛2日于2010年11月10日14时入院。患者于11月8日午餐后突然出现上腹部持续性胀满疼痛，无暴饮暴食、饮酒及进食肥腻食物史，伴恶心呕吐，呕吐物为胃内食物。自行服用胃药未缓解，当日晚上仍存在持续性上腹部疼痛。当地医院诊断为"急性胰腺炎"，经治疗后恶心呕吐止而腹痛无好转，反逐渐加重。刻下症见：上腹胀痛较剧，连及腰背部，呈束带状，自胃脘至小腹拒按而手不可触及，时反酸，口干口苦明显，喜冷饮，大便2日未解，未进食，稍有胸闷心慌，夜寐欠佳。查体：体温37.3 ℃，脉搏80次/分，呼吸20次/分，血压130/80 mmHg，神志清，形体肥胖，精神差，被扶入病房，腹部稍膨隆，腹肌较紧，满腹压痛明显，不能触按，上腹部更重，并有明显反跳痛，移动性浊音阴性，肠鸣音减弱。舌红、苔白黄腻，脉弦滑。急查：血淀粉酶131 U/L，尿淀粉酶2 092 U/L；血常规示白细胞28.3×10^9/L，中性粒细胞百分比91.2%；CT示胰腺炎、胆囊结石。中医诊断：①胰瘅（水热互结胸腹）；②胆石。西医诊断：①胆源性急性胰腺炎；②胆囊结石。西医予常规禁食，抑制胰腺分泌、抗炎、营养支持治疗。中医治法：泻热逐水。中药口服方用大陷胸汤：大黄15 g（水煎），芒硝10 g（烊化），甘遂末1 g（冲服）。中药外敷：以大黄250 g，芒硝120 g，水调成稠糊状，用一次性帽子包好，外敷胰腺体表部位。2010年11月12日查房：昨日急服中药1剂，共排大便7次，稀水样，量较多，腹部疼痛及压痛均明显减轻，可以按压。2010年11月13日查房：2剂大陷胸汤服完，自觉腹痛轻微，欲进食，可自行行走，大便8次，仍如水样，量不多，上腹偏右轻度压痛。舌红、苔白腻微黄，脉弦滑。互结之水饮邪热得以顿挫，邪势已微，现证属肝胆湿热、水饮未尽。予清利肝胆为主，兼泻水热余邪。方用大柴胡汤加味：柴胡10 g，黄芩15 g，大黄15 g，大枣3枚，生姜4片，法夏10 g，白芍20 g，枳壳10 g，槟榔15 g，郁金10 g，谷芽、麦芽各15 g，焦山楂30 g。嘱继续禁食。服药4剂，腹痛消失，轻微压痛，血、尿淀粉酶正常。嘱患者可少量饮水和进食米汤。由于患者自行食较多稀饭，出现食入即吐，中上腹部压痛，以四逆散合小陷胸汤加消导药，3剂后腹痛、压痛消失。复查CT，胰腺基本正常。

按语： 急性胰腺炎属中医学“胰瘅”“腹痛”范畴。患者素患胆结石，体态肥胖，有肝胆失疏，三焦不畅，脾失健运，痰湿、湿热蕴结，水饮内停之机。肝胆气郁化热，与水饮互结，弥漫胸胁、腹腔上下，故见腹痛，自胃脘至小腹拒按而手不可触及；水饮凌心则心悸；肝木曲直作酸则反酸；肝火上炎伤津则口苦、口干、喜冷饮；水热阻结，腑气不通则大便不通。予大陷胸汤后泻下较多水样大便，水热之邪迅速得以外泄，故服药1剂腹痛、压痛即明显减轻，2剂服完，腹痛轻微，大便量也减少。患者水饮已去大半，更方大柴胡汤以清泻疏利肝胆为主，兼泻水热余邪。腹痛消失后，因患者饮食不慎，出现呕吐、心下胃脘部压痛，与《伤寒论》第138条“小结胸病，正在心下，按之则痛”的描述相似，故采用四逆散合小陷胸汤疏肝利胆，清热化痰开结，佐以消食导滞之品。

——胡珂，齐明，黄寻知. 大陷胸汤治疗急性胰腺炎1例——附临床运用体会[J]. 江西中医药，2010，41(12)：41-42.

厚朴三物汤

原文： 痛而闭者，厚朴三物汤主之。(《金匮要略·腹满寒疝宿食病脉证治第十》)

病因病机： 实热内积，气滞不行，胀重于积。

辨证要点： (实热内积＋气滞不行)脘腹胀满疼痛，大便秘结，脉弦有力。

功效： 行气除满，去积通便。

现代临床应用： 可用于胃扭转、术后腹胀痛、肠梗阻等以腹胀痛、大便不通为主的病证。

医案： 秦某，女，46岁，1986年6月14日就诊。患者腹胀不舒，持续呕吐已2日，始则呕吐食物，继则泛吐酸水，胸脘痞闷，脐周围疼痛，大便稀少，舌苔黄腻，脉象濡数。此属气胀便闭腹痛。症合《金匮要略》中“痛而闭者，厚朴三物汤主之”。遂拟川朴6 g，枳实、大黄各5 g。服药2剂，便通痛止。

按语： 厚朴三物汤行气开结，重用川朴，意在行气，大黄泻热，枳实开结，气行结开，而痛亦自止。

——陈树人. 厚朴三物汤、附子粳米汤治腹痛[J]. 四川中医，1989(6)：34.

下瘀血汤

原文： 产妇腹痛，法当以枳实芍药散，假令不愈者，此为腹中有干血着脐下，宜下瘀血汤主之。亦主经水不利。(《金匮要略·妇人产后病脉证治第二十一》)

病因病机： 气血运行不畅，瘀滞胞宫。

辨证要点： (瘀血阻滞)瘀血内阻见腹痛、经水不利，腹中癥块。

功效： 破血逐瘀，消积通滞。

现代临床应用： ①妇科疾病，如痛经、崩漏、子宫肌瘤、子宫内膜异位症、卵巢囊肿、输卵管堵塞、宫外孕、盆腔炎、产后出血等。②内科疾病，如肝硬化、肝癌、消化道肿瘤、消化性溃疡、冠心病、颈动脉斑块、中风后遗症等以瘀血阻滞病机为临床应用指征。

医案： 周某，女，18岁，未婚，2009年8月22日初诊。月经初潮后因在经期做剧烈体育运动引发痛经，行经时小腹剧痛，喜温，喜按，伴冷汗出，恶心呕吐，腰酸，头晕，每次月经来当日需服布洛芬缓释胶囊方能缓解，经量少，有血块而色暗，常有乳房胀痛，便秘，舌暗红，苔白，脉细数。西医诊断：原发性痛经。辨证为瘀阻胞中，肝气郁滞。治宜活血化瘀，理气调经。处方：酒炒大黄5 g，土鳖虫6 g，桃仁10 g，川芎15 g，当归20 g，白芍20 g，五灵脂15 g，荔枝核25 g，乌药15 g，蒺藜20 g，川楝子、郁金各10 g，甘草6 g。7剂，日1剂，水煎服。二诊：经来腹痛明显缓解，已能忍受，不需服止痛药，乳胀已消，上方加续断20 g、菟丝子20 g，连服15剂。三诊：经来腹痛止，改服妇科调经片善后，随访未再发。

按语： 痛经属中医学"经行腹痛"范畴。发生常因情志所伤、起居不慎或六淫为害等，正如巢元方《诸病源候论》中记载"妇人月水来腹痛者，由劳伤血气，以致体虚，受风冷之气客于胞络，损伤冲任之脉"。罗元恺认为痛经多属瘀血壅阻，月经的宣泄以畅利为顺，不通则痛，瘀血壅阻胞脉，经血不能畅下，故下腹疼痛。患者过度运动，使冲任二脉受损，胞宫藏泻功能异常，经血不循常道，逆留胞宫，塞阻胞脉、胞络，停蓄成瘀，瘀积下焦，气血运行不畅，冲任瘀阻，胞宫经血流通受阻，不通而痛，发为痛经。治宜活血化瘀，理气调经。予下瘀血汤辨证加减，加用荔枝核、乌药、蒺藜、川楝子、郁金行少腹之气滞而定痛，更加切合本病病机，可以破解下焦之瘀阻，使经脉通畅，解除疼痛，调理月经，从而改善患者的生活质量。川芎活血行气；当归养血活血，气血兼顾，养血调经，散瘀止痛之力增强，白芍养血柔肝，缓急止痛；五灵脂活血化瘀止痛；甘草调和诸药。全方共奏养血活血、化瘀止痛功效。

——赖海燕，宋曦．下瘀血汤治疗妇科疾病临证举隅[J]．河北中医，2012，34(1)：54-55．

2 少阳腹痛

● 大柴胡汤

原文： 太阳病，过经十余日，仅二三下之，后四五日，柴胡证仍在者，先与小柴胡。呕不止，心下急，郁郁微烦者，为未解也，与大柴胡汤，下之则愈。(103)

伤寒发热，汗出不解，心中痞硬，呕吐而下利者，大柴胡汤主之。(165)

按之心下满痛者，此为实也，当下之，宜大柴胡汤。(《金匮要略·腹满寒疝宿食病脉证治第十》)

病因病机： 少阳胆火内郁，兼阳明燥热里实。

辨证要点： (肝胆郁热＋腑实不通)胸胁苦满、口苦咽干、心下急，里实者。呕吐，郁郁微烦，寒热往来或发热汗出不解，心下按之满痛者。

功效： 和解少阳，通下阳明。

现代临床应用： ①胰腺炎、胆囊炎、胆石症、胃食管反流、胆汁反流性胃炎、胃及十二指肠溃疡、厌食、消化不良等以上腹部胀满疼痛为主要临床表现的疾病；②肠易激综合征、胆囊切除术后腹泻、脂肪肝腹泻等以腹泻、腹痛为主要临床表现的疾病；③肠梗阻(粘连性、麻痹性)、习惯性便秘等以便秘、腹痛为主要临床表现的疾病。

医案： 患者，男，37岁，2009年3月4日就诊。自述情志不遂，而后又饮酒过量，食用大量的肉食后，突发上腹部疼痛，其疼痛程度较为剧烈，呈持续性，伴有阵发性加剧。有反复呕吐，呕吐物为草绿色消化液，伴上腹部饱胀、发热、怕冷、纳差、乏力等症。病后在当地诊所静脉滴注抗炎、止痛(药物不详)等药物，治疗2日后上述症状仍不见缓解，今日就诊于本院。查体：体温38.3℃，脉搏91次/分，血压115/65 mmHg。痛苦貌，上腹部压痛明显，可见反跳痛，腹肌紧张呈板状腹。血淀粉酶(温氏)：128 U/L。腹透示：未见有膈下游离气体，已排除急性胃肠穿孔。西医诊断：急性胰腺炎(充血水肿型)。该患者神情痛苦，屏气呻吟，口气重浊，舌质红，苔黄腻，脉弦滑数。

中医诊断:腹痛。证属肝胆湿热,胃失和降。予以疏肝理气、清热利湿、缓急止痛、和胃健脾,以大柴胡汤加减:柴胡 12 g,黄芩 12 g,半夏 10 g,白芍 10 g,郁金 10 g,枳实 10 g,连翘 15 g,大黄 6 g,生姜 6 g,大枣 6 枚。每日 1 剂,水煎服,共 3 剂。并同时嘱其低脂、流质少量饮食,卧床休息。上药已服 3 剂,上述症状大减,自觉腹痛基本消失,但手按腹部仍有轻度压痛。精神、饮食有所好转,体温基本恢复正常。复查,血淀粉酶(温氏)为 87 U/L,已有明显降低。自述偶有间断的腹部刺痛感。上方加丹参 15 g 继服 5 剂后。已无腹痛、腹胀等症状。仅感身体虚弱,按压腹部较为柔软,无压痛、反跳痛。再次复查,淀粉酶(温氏)为 49 U/L。基本痊愈,后以香砂六君子汤 3 剂善后。随访 2 年无复发。

按语: 患者正值壮年,有长期酗酒、过食辛辣等不良嗜好,又加有情绪不佳,情志不畅等,可导致肝失疏泄,气失调达,肝郁化热,侵犯脾胃,致使胃失和降。《伤寒论》第 103 条云:“呕不止,心下急,郁郁微烦者,为未解也,与大柴胡汤,下之则愈。”《金匮要略 · 腹满寒疝宿食病脉证治第十》云:“按之心下满痛者,此为实,当下之,宜大柴胡汤。”上述条文与本病相符,故用之。方中的柴胡、郁金疏肝理气,调达气机,黄芩、连翘、大黄有清热燥湿、化浊解毒、泻实通腑之效。白芍、枳实解痉止痛,白芍又有柔肝养血的功效。半夏、生姜、大枣止呕降逆,和胃健脾。二诊加入丹参以活血化瘀止痛,药证相符,效如桴鼓。

——田家敏.经方治疗急腹症验案 3 则[J].中国中医急症,2015,24(3):561-562.

小柴胡汤

原文: 伤寒五六日中风,往来寒热,胸胁苦满,嘿嘿不欲饮食,心烦喜呕,或胸中烦而不呕,或渴,或腹中痛,或胁下痞硬,或心下悸,小便不利,或不渴,身有微热,或咳者,小柴胡汤主之。(96)

伤寒,阳脉涩,阴脉弦,法当腹中急痛,先与小建中汤,不差者,小柴胡汤主之。(100)

病因病机: 少阳枢机不利,肝胆之气犯脾,脾胃气机不畅。

辨证要点: (少阳病+胆热脾虚)往来寒热,胸胁苦满,嘿嘿不欲饮食,心烦喜呕,口苦,咽干,目眩,腹痛,苔白,脉弦。

功效: 和解少阳,调达枢机。

现代临床应用： 肝、胆、胃、肠等消化系统的各类病证，如肝炎、胆囊炎、胆石症、慢性胰腺炎、慢性胃炎、消化性溃疡、功能性消化不良、肠易激综合征等，以胆热内郁、枢机不利见腹痛为应用指征。

医案： 肖某，男，28 岁。左胁下、左脐腹疼痛 8 年多。审其症见：头晕心烦，舌苔薄白，脉弦。诊为肝郁气结，木邪犯土，拟小柴胡汤加味以疏肝理气，健脾养血。方药：柴胡 10 g，半夏 10 g，党参 10 g，黄芩 10 g，干姜 3 g，甘草 6 g，大枣 5 枚，当归 10 g，白芍 10 g。药进 4 剂疼痛好转，20 剂后疼痛消失而愈。

按语： 小柴胡汤用于腹痛，仲景早有论述，其言："伤寒五六日中风，往来寒热，胸胁苦满，嘿嘿不欲饮食……若腹中痛者，去黄芩加芍药。"余宗其意，试用于木邪犯土之腹痛多获奇效，若寒热夹杂者，以干姜易生姜，其效尤佳。

——朱进忠.小柴胡汤的临床应用[J].山西中医，1987，8(5)：14-16.

奔豚汤

原文： 奔豚气上冲胸，腹痛，往来寒热，奔豚汤主之。(《金匮要略·奔豚气病脉证治第八》)。

病因病机： 肝气郁结，气机不畅，化热上冲。

辨证要点： (肝气郁结＋冲气上逆)惊恐恼怒，肝气郁结，所致气上冲胸、腹中疼痛、往来寒热。

功效： 疏肝清热，降逆止痛。

现代临床应用： 癔症、神经症、肝胆疾病等以肝郁化热、气机不畅为主者。

医案： 蒋某，男，66 岁，1982 年 12 月 24 日初诊。患者自 1982 年 6 月起，腹痛常作，发时疼痛自少腹上冲心胸，痛剧则冷汗淋漓，苦不堪言。曾行胆囊造影、B 超、心电图、肝功能等多项检查，皆无异常发现。曾用抗生素等治疗罔效。刻诊：患者痛苦面容，胸膈满闷，腹部按之濡软，乍寒乍热，小便色黄，大便调。舌质偏红，苔根黄腻，脉弦。证属肝气郁滞，久而化热，循经上冲之奔豚气。治当疏肝解郁，清热降逆。予奔豚汤加味治之。处方：黄芩、川芎、当归、法半夏、茯苓、枳实各 10 g，李根白皮、白芍各 15 g，生葛根 12 g，桂枝 6 g，甘草 5 g。3 剂。1982 年 12 月 30 日二诊：服上药后诸症悉减。但3日前就诊于他医时，转方用四逆散合半夏泻心汤，服后腹痛上冲又作，故前来要求服第一次方药。细察其脉证，与前基本相同，予初诊原方3剂。1983年2月7日三诊：服药后诸症悉平，至今未发。惟今日上午又觉少腹隐痛，特前来诊。舌质偏红，苔腻微黄，脉弦。因奔豚汤药已中鹄，效不更方，再予4剂。药后腹痛消失，继进5剂巩固疗效。随访至1983年3月底，一直未发。

按语： 奔豚汤出自《金匮要略》，其曰："奔豚气上冲胸，腹痛，往来寒热，奔豚汤主之。"本案患者病情因与原书论述相符，故投奔豚汤加味而得速效。中间他医忽略气上冲胸的主症，误予四逆散合半夏泻心汤，旋又复发。从中可得到一个启示：临证不仅要辨证，也要辨病。

——刘延庆. 奔豚汤治验1例[J]. 山西中医，1994，10(5)：43.

四逆散

原文： 少阴病，四逆，其人或咳，或悸，或小便不利，或腹中痛，或泄利下重者，四逆散主之。(318)

病因病机： 外邪传经入里，气机为之郁遏，不得疏泄，阳气内郁。

辨证要点： (阳气郁遏)手足不温、四肢厥逆，或腹痛，或泄利下重，或胁肋胀闷、脘腹疼痛，或咳嗽，或心下悸，或小便不利，脉弦等。

功效： 透邪解郁，疏肝理脾。

现代临床应用： 慢性肝炎、胆囊炎、胆石症、胆道蛔虫症、肋间神经痛、胃溃疡、胃炎、妇科疾病等属肝胆气郁、肝脾不和之腹痛者。

医案： 蔡某，女，29岁，2002年3月25日初诊。自诉近2个月来反复出现脘腹胀满疼痛，尤以生气时为甚，自觉脘腹部有痞块，满闷不舒，食欲差，大便不爽，时有泛酸，口不渴，舌淡无苔，脉沉细弦。曾服西药治疗，效不佳，遂来诊。观其脉证，属肝胃不和、肠胃气滞之腹痛。治以疏肝和胃、行气消滞。方用四逆散加味：柴胡10 g，枳实10 g，白芍10 g，香附12 g，陈皮10 g，苍术10 g，神曲12 g，川芎10 g，佛手10 g，乌药10 g，木香5 g，甘草6 g。水煎服，每日1剂，服药4剂后诸症悉除。

按语： 腹痛的致病原因很多，范围较广，但在治疗上，多以"通"字立法。四逆散有调和肝脾、疏利气机、缓急止痛之功，灵活加减变化，用于多种原因所致之腹痛，对于情志怫郁，恼怒伤肝，气血郁结，肝气横逆以致脾胃不和等引起的腹痛尤其适用。

——向兴华，李艳．四逆散治腹痛二则[J]．中国民间疗法，2005，13(7)：41-42.

3 太阴腹痛

桂枝加芍药汤

原文： 本太阳病，医反下之，因尔腹满时痛者，属太阴也，桂枝加芍药汤主之。大实痛者，桂枝加大黄汤主之。(279)

病因病机： 营弱卫强，经脉挛急。

辨证要点： (桂枝汤证＋腹拘急满痛)发热汗出恶风、腹满时痛、喜按，无表证者亦可使用。

功效： 调和营卫，理脾和中，缓急止痛。

现代临床应用： 便秘、胃痛、胃肠痉挛、慢性胰腺炎、肠梗阻术后狭窄等见腹痛者。

医案： 蔡某，女，33岁。以阑尾炎术后8日、腹胀发作3日为主诉就诊。B超提示肠腔积气较多，血常规、电解质正常，曾口服中西药和静脉输液，症状有增无减，每于夜间为甚。查体：腹部胀满，不能系腰带，进食腹更胀，面色无华，神疲乏力，畏寒，大便溏，2次/日，得热胀减，舌质淡、苔薄白，脉沉细无力。中医四诊合参，证属虚寒腹痛，西医属肠痉挛范畴。病因平素中阳虚弱，阑尾术后正气受损，正伤则虚寒更盛，脉络失于温养，故腹胀痛绵绵，夜间尤甚。治以温中补虚、缓急止痛为法。药用：桂枝12 g，白芍60 g，甘草10 g，大枣30 g，2剂，水煎服，1剂/日，分3次口服。服第1剂后，自觉腹中温热舒畅，气从肛门频频排出，腹胀消除，进食腹不胀，食欲增加，为巩固疗效，再服1剂而愈。观察1个月，再未出现腹胀，正常工作。

按语： 腹部手术后出现腹胀痛，多因平素中阳虚弱、饮食不节、损伤中阳或年老阳气虚弱、寒湿内伏，加之术后正气受损，正伤则虚寒更盛，故常于术后1周左右出现腹胀痛。以桂枝、白芍为主药，桂枝辛温通阳、化气、散寒止痛，白芍益阴和营、缓急止痛。辅以甘草、大枣甘温补中，共奏温中补虚、缓急止痛之功。这里需要指出几点,腹部手术后出现腹胀痛,特别是胀满平胸,首先,要明确是否有完全性肠梗阻和低钾血症;其次,辨虚和实。完全性肠梗阻需再次手术,绝不能予内科治疗。低钾血症应补钾同用,虚则温补,实则以清下为法。就本案患者而言,均为虚证,所以桂枝加芍药汤效佳。

——罗广维.桂枝加芍药汤治疗腹部手术后腹胀痛13例[J].实用乡村医生杂志,2003,10(5):36.

桂枝加大黄汤

原文: 本太阳病,医反下之,因尔腹满时痛者,属太阴也,桂枝加芍药汤主之。大实痛者,桂枝加大黄汤主之。(279)

太阴为病,脉弱,其人续自便利,设当行大黄、芍药者,宜减之,以其人胃气弱,易动故也。(280)

病因病机: 太阳表证未解,内有实热积滞。

辨证要点: (太阳表证+实热积滞)发热恶风、汗出、腹胀痛拒按、便秘。

功效: 解肌发表,调和营卫,通腑泻实。

现代临床应用: 现代常用于治疗感冒、慢性肠炎、阑尾炎、细菌性痢疾、胰腺炎等。

医案: 患者,女,43岁,家庭妇女,1982年1月初诊。营养一般,体重50 kg,比发病前瘦了5 kg。自从1980年10月起患腹痛。前后就诊于内科、外科,均未发现显著异常,后转到妇科,检查也无异常。但持续有腹痛,恶心,微热37 ℃,被诊断为胃、肠、胰腺下垂,有游走肾。腹痛的部位不固定,起自下腹部、脐旁,疼痛剧烈时横卧后症状减轻。常有肠鸣、排气多,易便秘,常服番泻叶制剂。脸色稍显苍白,脉弱,血压120/80 mmHg。腹部稍虚,腹直肌稍紧张,有胃内停水,脐左右至下腹部有压痛。治疗:针对腹满时疼痛而予服桂枝加大黄汤,1个月后大便通畅,腹痛减半。2个月后腹痛几乎完全消失。3个月后能非常愉快地生活,腹部有力,疲劳感消失。

按语: 《伤寒论》记载:"本太阳病,医反下之,因尔腹满时痛者,属太阴也,桂枝加芍药汤主之。大实痛者,桂枝加大黄汤主之。"桂枝加大黄汤是在桂枝加芍药汤基础上再加大黄,功效相近。桂枝加芍药汤处方的生药并不多,但应用很广。龙野一雄认为桂枝加芍药汤的应用为"虚证而腹满或腹部钝痛者""虚证而以痞硬为主,或腹满、钝痛者"。"急性阑尾炎、并发局限性腹膜炎，虚证”“病因不明的腹痛、虚证”等，这些症状是很常见的。桂枝加芍药汤可有效地用于虚证、寒证的腹痛，大体上是腹力弱、脉弱、腹直肌稍紧张，或一部分腹部肌肉拘挛、痞硬，由气滞而引起的腹满感，常伴有疼痛。

——矢数道明. 用桂枝加芍药大黄汤治疗病因不明的腹痛[J]. 医学文选，1987(1)：10.

黄连汤

原文： 伤寒，胸中有热，胃中有邪气，腹中痛，欲呕吐者，黄连汤主之。(173)

病因病机： 伤寒寒邪入里，深入胸中，传而化热，胸中有热；深入胃中，传而不化，寒邪凝结中焦，脾胃升降失司。

辨证要点： (胃热＋脾寒)腹中冷痛，欲呕吐，并伴见上热下寒之症。

功效： 平调寒热，和胃降逆。

现代临床应用： 可用于胃肠型感冒、急性胆囊炎、慢性胃炎等，以胸中烦闷、腹痛、呕吐为应用指征。

医案： 刘某，男，65 岁，退休工人，身体素健。1978 年 12 月突然发作阵发性绞痛，并向肾区和下腹部放射。痛时大汗，大呼大叫，满床乱滚，难以忍受。痛后若无所苦，一如常人。曾到地级市、县级医院做过多方面检查，排除了尿路结石、尿路感染和腹内脏器炎症，但无法明确诊断。在地级市、县级医院住院观察治疗，疼痛始终未能控制，只能在发作时注射哌替啶。开始注射 50 mg 即能控制，后来注射 100 mg 尚不能完全控制。历时 2 个月，邀余诊治。除上述症状外，患者面部微肿，色青，小腹时有胀感，舌质红苔黄微腻，脉细数。自述痛时汤水不能进，且欲呕吐，痛后饮食如常，二便尚调。余初以为系奔豚气，用苓桂甘大枣汤加小茴香、橘核、荔核、川楝子以理气平冲。效果不显。再细询之，患者自述痛时有吐清水之状，查其巩膜虫斑明显，始悟其为寒热不和，气机不畅，蛔虫上扰，即予黄连汤加花椒、乌梅、使君子、槟榔、苦楝皮以平调寒热，疏理气机，安蛔定痛。1 剂后，疼痛即少发作，2 剂后疼痛一直未发，后以椒梅六君子汤巩固疗效，随访至今，疼痛未再发作。

按语： 细析《伤寒论》原文，黄连汤之主症当有心烦欲呕、腹痛痞满等。因其上有热，下有寒，寒热不和，气机阻滞，不通则痛。至于通法，绝非仅是“攻下”，八法皆可通塞。余以为仲景所拟之黄连汤，正是以通为用，以寒热互参、升降阴阳、疏理气机为法而达到治疗目的。临证时，只要辨证得当，脉证如是，则可投之，其效如响。同时，根据患者的具体病情而增减药物，亦是保证疗效的一个重要方面。如气郁较重者，则可加降香、佛手片，以疏肝解郁，行气止痛；血瘀证候明显者，可合失笑散，以活血逐瘀止痛；兼伤食者，可加山楂、神曲、黄粳米，以消导和中止痛；痰多兼咳者，可合二陈汤加莱菔子、桔梗，以蠲饮化痰，宣肺止咳；腹痛甚偏于热者，合金铃子散，以清热理气止痛；腹痛甚偏于寒者，重用姜与荜茇，以温寒定痛；大便秘结者，则须加酒大黄通下，务必使腑气畅通，自无邪气滞留之虞。

——田明度.黄连汤加味治疗急性腹痛[J].四川中医，1983(3):31.

小建中汤

原文： 伤寒，阳脉涩，阴脉弦，法当腹中急痛，先与小建中汤，不差者，小柴胡汤主之。(100)

虚劳里急，悸，衄，腹中痛，梦失精，四肢酸疼，手足烦热，咽干口燥，小建中汤主之。(《金匮要略·血痹虚劳病脉证并治第六》)

病因病机： 中焦虚寒，肝脾失和，化源不足。

辨证要点： (中焦虚寒＋肝脾不和)腹中拘急疼痛，喜温喜按，神疲乏力，虚怯少气；或心中悸动，虚烦不宁，面色无华；或伴四肢酸楚，手足烦热，咽干口燥。舌淡苔白，脉细弦。

功效： 温中补虚，和里缓急。

现代临床应用： 可用于消化性溃疡、慢性胃炎、慢性肝炎、慢性肠炎、神经衰弱等属于中气虚寒、肝脾失和而见腹痛者。

医案： 王某，男，24岁。因秋日连续劳作，且经常饮生水，饮食无规律，于1987年9月24日下午突然发生腹痛，呈阵发性，每隔2小时发作1次，无恶心呕吐及腹泻，不发热，当地卫生院给予阿托品等解痉药，效果不显，第3日去市某医院，以腹痛待诊，给予输液、肌内注射山莨菪碱等，症状逐渐减轻，住院7日出院，未及回家腹痛又作，遂去某部队医院就诊，仍以腹痛待诊收入院，给予口服维生素类及地西泮等，腹痛逐渐加重，每隔半小时发作1次，持续2小时，不分昼夜，纳食明显减少。曾肌内注射哌替啶尚能止痛，维持2～3小时，后来无效。两次住院期间曾先后反复查血、小便、大便常规，均无异常，基础代谢率，全消化道钡餐透视，腹部X线检查，B超检查，肾、输尿管造影，以及膀胱镜检查均无异常。患者患病半个月后，症见蜷缩而卧，面向里，声低懒言，面色萎黄，腹软，左侧腹部压痛，喜温喜按，按之痛稍减，松手如故，舌质淡，苔薄白，脉弦细而弱。诊断：虚寒型腹痛。予小建中汤：桂枝 30 g，炒白芍 60 g，炙甘草 20 g，生姜 30 g，高粱饴 90 g（烊化），大枣 12 枚。水煎分 2 次服，每日 1 剂。服 1 剂痛减，3 剂腹痛基本控制，又服 3 剂诸症皆除，随访 4 年未复发。

按语： 患者因秋季农忙，劳累过度，饮食无节，恣食生冷，损伤脾胃之阳，以致脾胃虚寒而有此症。《金匮要略·血痹虚劳病脉证并治第六》云："虚劳里急，悸，衄，腹中痛，梦失精，四肢酸疼，手足烦热，咽干口燥，小建中汤主之。"方中高粱饴甘温入脾胃可温中补虚、和里缓急，桂枝温阳气，炒白芍养阴血，生姜、炙甘草、大枣既可加强温中补虚，又能调和诸药，其中桂枝与炙甘草、高粱饴配伍，可辛甘化阳以温中散寒，炒白芍与炙甘草配伍可酸甘化阴以养血，倍炒白芍加高粱饴增强缓急止痛之效。本方谨遵经义，量大力专，虽腹痛较久，未变生他证，故 6 剂而愈。

——刘光银. 重症虚寒腹痛[J]. 山东中医杂志，1993，12(4)：48.

4 少阴腹痛

● 桃花汤

原文： 少阴病，二三日至四五日腹痛，小便不利，下利不止，便脓血者，桃花汤主之。(307)

病因病机： 脾肾阳衰，阴寒之邪内入，寒凝气机。

辨证要点： （虚寒血痢）大便稀溏，滑脱不禁，脓血杂下，但血色晦暗不泽，其气腥冷不臭；腹痛绵绵而喜温按。

功效： 温中涩肠止痢。

现代临床应用： 可用于溃疡性结肠炎、慢性腹泻、慢性细菌性痢疾、慢性结肠炎、消化道出血、崩漏、带下等里虚寒证的腹痛下利。

医案： 张某，女，55 岁，家庭妇女，1980 年 5 月 5 日初诊。患者自觉恶寒发热，颜面浮肿明显，小便短少。尿常规：蛋白(++++)，白细胞(++)，红细胞(+)，可见颗粒管型及透明管型。当时按“风水”治疗。3日后出现腹泻、腹痛、便脓血，一日夜20余次。大便常规：白细胞(++)，红细胞(+)，自用呋喃唑酮、小檗碱、氯霉素等治疗10日，腹泻不减。纳食极差，病情日重。乃停服一切西药，单服中药治疗。患者形瘦神疲，闭目懒言，泄泻为褐色黏液便，腹时隐痛，小便黄少，每餐进食米粥约100 mL，食后即泻，完谷不化。脉细微弦，舌苔根中黄褐而润。证属肾脾不足，中气大伤，湿浊之邪留恋。刻下虚多实少，急宜温涩固下，和养胃气。拟桃花汤加味，处方：赤石脂25 g(另5 g研细粉冲服)，干姜4.5 g，粳米15 g，炒薏苡仁20 g，川黄连5 g，广木香6 g，罂粟壳9 g，肥大枣5枚。二诊，服上药2剂后，泄泻明显好转，腹痛消失。继服上方1剂，泄泻全止。改用健脾和胃法调理2剂，饮食较前增多。后以益肾健脾祛湿和血法，调治40余日，肾炎亦愈，1年多来病未复发。

按语： 本案病情较重，具有脾肾亏虚、胃气已伤、下利滑脱不禁之见症，但并非完全属于虚寒。在桃花汤的基础上加大枣、炒薏苡仁健脾祛湿，合香连丸以理气清化，俾温涩固下而不碍邪，药证相合，故进药2剂泄泻全止。

——吕奎杰.桃花汤之临床应用[J].北京中医，1983(1)：40-45.

附子粳米汤

原文： 腹中寒气，雷鸣切痛，胸胁逆满，呕吐，附子粳米汤主之。(《金匮要略·腹满寒疝宿食病脉证治第十》)。

病因病机： 脾胃阳虚，水湿内停，寒凝气机。

辨证要点： (脾胃虚寒＋水湿内停)腹中雷鸣切痛，肠鸣呕吐，胸胁逆满。

功效： 温中散寒，化湿降逆。

现代临床应用： 胃脘痛、术后腹痛、妊娠恶阻、习惯性流产、经行腹痛、带下诸疾等属脾胃虚寒夹湿者。

医案： 周某，男，54岁，1985年5月15日就诊。10余年来，患者胃痛频发，近则腹痛加剧，腹中雷鸣，胸闷气逆，腹满呕吐，喜平卧，起坐则自觉胃部下坠，疼痛较剧，平卧则持续小痛，纳差，仅食用少量粉汤，舌苔薄白，脉来细软。此胃阳虚弱，下焦阴寒上逆，脾虚无力抵御寒邪。拟助阳散阴，降逆止呕。附子粳米汤加味：炮附子 6 g，半夏、粳米各 10 g，甘草 3 g，大枣 10 枚，煅瓦楞 12 g。服药 2 剂，腹痛减轻，呕吐腹鸣已止，能起坐或下床活动，饮食略增，精神转佳，药既奏效，毋庸更张。药用：炮附子 6 g，姜半夏、陈皮各 5 g，生姜 3 片，粳米 10 g。连服 20 余剂，腹痛已止，饮食正常。2 个月后随访，已能上班工作。

按语： 附子粳米汤用于病久食少，体力较差，胃气虚弱，脾阳亏损，元气不足的患者。方中炮附子为君，助脾胃以兴阳，阳盛则气化得调。半夏、生姜调和脾胃，使胃纳旺而元气恢复，粳米可扶正祛邪，正盛则邪自除，故奏效颇捷。

——陈树人．厚朴三物汤、附子粳米汤治腹痛[J]．四川中医，1989(6)：34.

真武汤

原文： 少阴病，二三日不已，至四五日，腹痛，小便不利，四肢沉重疼痛，自下利者，此为有水气，其人或咳，或小便利，或下利，或呕者，真武汤主之。(316)

病因病机： 脾肾阳虚，水湿泛溢。

辨证要点： (阳虚水泛)腹痛、小便不利、四肢沉重疼痛、下利，小便清长，或呕，舌质淡胖，苔白脉沉。

功效： 温阳化气行水。

现代临床应用： 可用于慢性肠炎、肠结核、慢性肾小球肾炎、尿毒症、心源性水肿、糖尿病、甲状腺功能减退症、顽固性心力衰竭、慢性阻塞性肺疾病等属脾肾阳虚、水湿内停者。

医案： 矫某，女，83 岁，2005 年 4 月 26 日就诊。腹痛 1 日。该患者素好清洁，遂亦年逾八旬，仍身体力行。3 个月前由于劳累而出现腹胀纳呆、下肢浮肿等症，未予重视。昨日，以冷水洗衣自觉寒气逼人。至夜即感到腹内绞痛，如有凛冽寒风内袭，虽经温熨诸法，亦无缓解，痛苦难当，几不欲生。现症见腹部冷痛而胀满，纳呆，下肢浮肿，心慌，肢冷畏寒，口不渴，小便不利，大便溏薄。舌质暗淡，苔白润，脉弱。诊断：腹痛(脾肾阳虚，水饮内停)。治宜温经通阳，散寒利水。方用真武汤加减：制附子 15 g(先煎)，白茯苓 30 g，白术 15 g，白芍 10 g，生姜 15 g，肉桂 10 g(后下)，制吴茱萸 10 g。3 剂后，腹痛大减，腹胀亦轻，食欲改善，肢肿见消。服上方 20 余剂后，病愈。继以金匮肾气丸巩固善后。追访年余，未见复发。

按语： 本案患者年逾八旬，肾阳已衰，寒从中生，已不言而喻，又以冷水洗衣，致内寒招引外寒，寒邪直中少阴，使肾阳更虚，寒性凝滞，滞闭不通，不通则痛。仲景有云："少阴病，二三日不已，至四五日，腹痛，小便不利，四肢沉重疼痛，自下利者，此为有水气，其人或咳，或小便利，或下利，或呕者，真武汤主之。"效仲景法，拟温经通阳，散寒利水为治，果收阳振、水利、寒除、痛止之功。

——蒲纪. 真武汤治验四则[J]. 实用中医内科杂志，2008，22(6)：84-85.

通脉四逆汤

原文： 少阴病，下利清谷，里寒外热，手足厥逆，脉微欲绝，身反不恶寒，其人面色赤，或腹痛，或干呕，或咽痛，或利止脉不出者，通脉四逆汤主之。(317)

病因病机： 阴寒内生，格阳于外。

辨证要点： (阴盛格阳)手足厥逆，下利清谷，脉微欲绝，身反不恶寒，面赤。

功效： 破阴回阳，通达内外。

现代临床应用： 雷诺病、周围血管病变、痛经、慢性腹泻等疾病。

医案： 李某，男，28 岁，工人，2000 年 11 月 7 日就诊。患者始因饮食不节复感风寒而发病，发热 40 ℃，恶寒甚，头身痛楚。某医以辛凉解表药"银翘散"加减治之，服 2 剂病反增剧。后前往咸宁市某医院内科住院治疗，肌内注射抗生素、解热镇痛药，发热有所消退，然精神渐差，困顿乏力，亦不饮食，故请数医会诊，一致考虑"肠伤寒"合并肠道出血。经肥达反应检查，结果并不支持。又以输血 300 mL 但病势仍无好转，愈见危笃，众医束手无策。患者家属要求中医会诊，诊见患者身热不扬，腹部扪之如鼓，小腹疼痛，呻吟不已，小便短少，大便七八日未行，不进粥糜，夜难成寐。舌苔白滑厚腻，脉弦紧，重按无力。此证乃病邪深入少阴，阳气大衰，阴寒内盛的少阴寒化证(脏寒证)。因寒水阴气内结为冰霜，腹内阴霾四布，发热虽退但里寒已极。速以通脉四逆汤加味治之。处方：附子 18 g，干姜 12 g，肉桂 9 g(为末冲服)，炙甘草 8 g，吴茱萸 5 g，茯苓 15 g，土炒白术 9 g。1 剂。二诊：服上方后，夜半呕吐涎水碗余，大便已通，小便自利，仅觉少腹痛时缓时急。脉弦紧空虚之象转和匀。但因患者病程日久、阳气大亏、里寒过重，虽投药初见成效，若失良机则病易反复。继以大剂量扶阳温化，务使阳回阴退，渐可化险为夷。故守上方续进：附子 18 g，干姜 10 g，肉桂 9 g(为末冲服)，茯苓 15 g，砂仁 5 g(打)，白术 10 g，炙甘草 9 g。2 剂。三诊：服药后又在次日凌晨呕吐涎水约 400 mL，大便溏泄 3 次，色如败酱，少腹痛止。脉象和缓有力，体温正常。仍按上法回阳破阴，疏通气机治之。处方：附子 15 g，干姜 7 g，肉桂 6 g（为末冲服），吴茱萸 6 g，生乌药 15 g，茯苓 15 g，白术 9 g，砂仁 5 g（打），枳壳 18 g，大腹皮 8 g（酒洗），炙甘草 6 g。2 剂。四诊：服上方后昼夜大便 15 次之多，均为稀水粪便。始面色如败酱，渐转黄色，乃胃中生阳渐复之兆。惟口渴喜热饮，是腹中阴霾四布，水邪壅盛，今得离照当空，阴霾四散，寒水化行，惟以阳气太虚，无力化气生津，灌溉滋养之故，并非热甚灼阴之渴饮也。上方继服 2 剂。五诊：大便次数减少，日 3 次，基本成形，矢气频频，腑道已通，浊气下降，病情虽已锐减，惟少阴之气尚未肃清，元阳正气尚未全复，以五味异功散善后调摄，令其胃气转和，生阳来复，愈期指日可待。并嘱大病初瘥之后宜谨慎调理，起居适宜，饮食有节，勿过虑伤肝，恬淡虚无，若能遵循，决无变虞。

按语： 本病始为少阴病阴盛格阳之证，用西药虽外热已退，但阴寒仍盛于内，故用通脉四逆汤加减以回阳破阴温通行水，惟扶阳抑阴温化之法，使在上之寒水邪阴，由上而越之；中下之寒水邪阴由二便而利之，令其阳回阴退，内外通达，上下调和，达到阴平阳秘，诸恙告愈之目的。

——余艳萍. 脏寒证治验[J]. 河南中医，2005，25(1)：74.

乌头桂枝汤

原文： 寒疝腹中痛，逆冷，手足不仁，若身疼痛，灸刺诸药不能治，抵当乌头桂枝汤主之。（《金匮要略·腹满寒疝宿食病脉证治第十》）

病因病机： 素体阳虚阴盛，复感外寒，内外皆寒，正邪相搏。

辨证要点： （沉寒腹痛）阵发性绕脐痛，手足厥逆，脉沉弦。

功效： 破积散寒止痛。

现代临床应用： 可用于内寒较重的胃肠神经症、胃肠痉挛、痛痹等疾病。

医案： 欧某，男。患者于 1994 年 4 月 28 日突然出现腹部阵发性剧痛而住院。经住院检查诊断为“过敏性结肠炎”。因西药治疗效果不显而请中医会诊。1994 年 5 月 6 日初诊：症见脐腹隐痛，喜热饮食，腹痛欲便，便后痛缓，痛甚汗出。伴有头昏失眠，精神萎靡不振，健忘。大便稀溏，夹有黏液，日解 2 次，舌淡红，苔白而润，脉弦缓。辨证为脾胃虚弱，木不疏土，运化失司，治以健脾养肝，缓急止痛，相继加减投用六君子汤、参苓白术散、苓桂术甘汤、痛泻要方等。1994 年 5 月 15 日二诊：服补益剂痛势略缓，精神渐振，睡眠较稳，头晕减轻，仍不能止其痛泄。据《黄帝内经》"中气不足，便是寒"，进一步改拟温中散寒法，试投附桂理中汤加公丁香、砂仁、茯苓、酸枣仁。1994 年 5 月 29 日三诊：温阳不效，此病不在脾也。今腹泻日久，元阳亏损，拟温中止泻法不效，当以四神丸补其命门之火，加天竺黄、山药、小茴香、罂粟壳、炒诃子皮、赤石脂、炙甘草补益收涩；公丁香、川椒、肉桂温中止痛，再用乌梅以增强止泻之功效。1994 年 6 月 15 日四诊：前方奏效，病情尚稳，但停药病发，仍宗前法，继用上方以治之。1994 年 6 月 22 日五诊：患者述 1994 年 6 月 20 日晚骤然脐腹剧烈疼痛，甚则呕吐清水，冷汗出，四肢厥冷，手足不仁，稀便 1 次；观其舌质淡，苔黄白而润，但以白苔作底，舌边夹青；查其脉亦然弦紧。综上治疗，仔细分析病情，确认此乃阳气虚弱，阴寒内结。拟通阳以破其沉寒，益火以消阴翳。遵仲景法，宜《金匮要略》乌头桂枝汤加味：乌头 30 g(与白蜜 60 g 同煎)，桂枝 10 g，杭白芍 12 g，炙甘草 10 g，白术 15 g，茯苓 15 g，广木香 6 g，公丁香 6 g，生姜 5 片，大枣 7 枚。1994 年 7 月 2 日六诊：诸恙俱减，病情日趋好转，寒积渐散，随加葛根 10 g 以升清阳，助阳升运；患者便溏日 2 次，上方用干姜 10 g，勿用生姜，重在温中回阳，加肉豆蔻以温中止泻；夜卧不安加酸枣仁养心安神。再服 5 剂，竟获全效。患者于 1994 年 7 月 6 日悦而出院。此后患者常服上方，经随访，安然无恙，腹痛、腹泻未再发作。

按语： 本案腹痛为《金匮要略》之乌头桂枝汤证，病机与《金匮要略》中寒疝相一致。在《金匮要略·腹满寒疝宿食病脉证治第十》指出："寒疝绕脐痛，若发则白汗出……大乌头煎主之。"又云："寒疝腹中痛，逆冷，手足不仁，若身疼痛，灸刺诸药不能治，抵当乌头桂枝汤主之。"上述条文指明寒疝偏重，寒盛者，皆以乌头与白蜜同煎煮，视病势程度不同，有大乌头煎和乌头桂枝汤的区别。

——刘兴志. 寒疝[J]. 中国社区医师，1994(10)：23-24.

附子汤

原文： 妇人怀娠六七月，脉弦发热，其胎愈胀，腹痛恶寒者，少腹如扇，所以然者，子脏开故也，当以附子汤温其脏。(《金匮要略·妇人妊娠病脉证并治第二十》)

病因病机： 素体阳气不足，复感寒湿之邪，四肢经脉气血运行不畅。

辨证要点： （阳虚寒盛证）妊娠腹痛，或上腹部疼痛，发热、恶寒等。

功效： 温经散寒，益气除湿。

现代临床应用： 盆腔炎、带下病、月经后期等属阳虚寒湿内盛而见腹痛者。

医案： 王某，女，24岁，1983年3月12日就诊。妊娠6月余，腹痛已半月余，经产科检查，胎无异常，用青霉素及止痛剂数日无效，转中医诊治。刻诊：腹冷痛，有下坠感，夜间尤甚，按之痛减，恶寒身倦，纳差腹胀，面色苍白，便溏，小便清，舌苔白滑，脉沉弱。脉证合参，此为阳虚里寒证，治以暖宫散寒，方用胶艾汤去生地黄，加苏梗、乌药连服2剂不效，忆思《金匮要略·妇人妊娠病脉证并治第二十》有云："妇人怀娠六七月……腹痛恶寒者，少腹如扇……当以附子汤温其脏。"遂用附子汤加味：附子、茯苓、桂枝各10 g，党参、白术、白芍、当归各15 g。先服1剂，痛减，再服1剂愈。

按语： 此病为阳虚里寒证。寒凝气血，阳气不通，阻滞气机则腹痛，阳气不能外越则恶寒身倦。胶艾汤虽有暖宫止痛之功，而温经散寒之力不及，因而疗效不著。用附子汤温经祛寒，加当归能行血中之滞，桂枝温经通阳；使阴寒得散、气血流畅，以达暖宫散寒、安胎止痛之效。

——孙长德.附子汤在妇科病的运用[J].新中医.1987(12):40.

5 厥阴腹痛

厥阴腹痛，乃下焦阳虚，寒邪聚结在膀胱关元，阻碍下焦气化所致。《伤寒论》原文第340条云："病者手足厥冷，言我不结胸，小腹满，按之痛者，此冷结在膀胱关元也。"治当以辛甘温药，如四逆、白通之属，以救阳气而祛阴邪也。

● 当归芍药散

原文： 妇人怀娠，腹中㽲痛，当归芍药散主之。（《金匮要略·妇人妊娠病脉证并治第二十》）。

病因病机： 肝脾不和，血瘀湿阻。

辨证要点： （肝脾失调＋血瘀湿阻）腹痛绵绵，月经量少，性情急躁，纳呆食少，舌淡苔白腻，脉弦细。

功效： 养血疏肝，健脾除湿。

现代临床应用： 肠易激综合征、溃疡性结肠炎、妊娠腹痛、子宫内膜异位症、盆腔炎等以腹痛为主要表现者。

医案： 患者，女，41 岁，2016 年 4 月 15 日初诊。主诉：解黏液脓血便 2 周余。患者自诉 2 周前出现解黏液脓血便，既往有溃疡性结肠炎病史，因情志不畅而复发。刻下：肠鸣腹痛，解黏液脓血便，一日 4～5 行，肛门下坠，面白虚浮，脘腹痞闷，嗳气少食，乏力神疲，舌红，苔薄黄，脉弦细。中医诊断：泄泻。证属肝郁脾虚，湿瘀互结。治以和肝健脾，祛湿化瘀。方选当归芍药散加味：当归 15 g，茯苓 15 g，泽泻 10 g，白芍 15 g，川芎 6 g，白术 12 g，白头翁 10 g，秦皮 15 g，仙鹤草 15 g，马齿苋 30 g，水煎，1 剂/日，分 2 次服，共 7 剂。2016 年 4 月 23 日复诊：腹痛已减，大便次数减少，2～3 次/日，大便未见黏液及脓血，继服 14 剂愈。

按语： 本病以肝脾失和为本，湿瘀互结为标。用当归芍药散加味可收和肝健脾、祛湿化瘀之效。邹澍《本经疏证》言白芍可“通顺血脉”“散恶血，逐贼血，去水气”，即言白芍尚可除湿瘀之邪，其“合利水药则利水，合通瘀药则通瘀”。又《神农本草经》中言当归主“诸恶疮疡，金疮”。溃疡性结肠炎可视内在之痈疡，故可以当归活血行血，补血生肌；川芎为气中之血药，配伍当归入血分，和血解郁；助白芍养血柔肝；茯苓、泽泻、白术健脾祛湿，全方疏肝和血之际，又能兼顾脾虚不健、痰湿停滞之病机。加白头翁、秦皮取仲景方白头翁汤之义——痢则下焦虚，“皆苦以坚之也”。马齿苋清热解毒，散血消肿；仙鹤草收敛止血止痢。全方标本兼顾，切中病机，遂收良效。

——曹妤馨，乐永红，曾斌芳. 曾斌芳教授运用当归芍药散临床经验举隅[J]. 中医药导报，2018，24(3)：117-118.

枳实芍药散

原文： 产后腹痛，烦满不得卧，枳实芍药散主之。（《金匮要略·妇人产后病脉证治第二十一》）。

病因病机： 血瘀气滞。

辨证要点：（血瘀气滞）产后腹痛拒按，恶露不尽，呕恶，烦满不能卧，或经行腹痛，或胁肋胀痛，脉沉紧或弦涩。

功效： 行气散结，和血止痛。

现代临床应用： 产后腹痛、失眠、肠易激综合征等证属血瘀气滞者。

医案： 杨某，女，27 岁，1981 年 4 月 15 日就诊。产后 7 日，恶露不尽，小腹隐痛，经大队医生治疗无效。现小腹疼痛剧烈，面色苍白带青，痛苦面容，烦躁满闷，不能睡卧，拒按，舌质淡紫，苔薄白，脉沉弦。此乃气血壅结。治以破气散结，和血止痛。投枳实芍药散：枳实（烧黑）、芍药各 12 g。水煎服。当晚即安，1 剂而愈。

按语：《金匮要略·妇人产后病脉证治第二十一》云："产后腹痛，烦满不得卧，枳实芍药散主之。"方中枳实破气入血，能行血中之气；芍药和血以止痛。为此，气血得以宣通，则腹痛烦满可消。

——尹光侯. 枳实芍药散治疗产后腹痛[J]. 四川中医，1986(11)：38.

泄　泻

泄泻是以排便次数增多，粪质稀薄或完谷不化，甚至泻出如水样为特征的病证。大便溏薄势缓者为泄，大便清稀如水而直下者为泻，临床难以截然区分。

泄泻在《伤寒论》中属“下利”“泄利”“久痢”等范畴，涉及西医肠易激综合征、功能性腹泻等功能性疾病，慢性胰胆疾病、糖尿病、甲状腺功能亢进等内分泌、代谢性疾病，以及抗生素、化疗药物所致的药物相关性腹泻。泄泻的发展变化规律与六经传变理论“实则阳明，虚则太阴”相符，运用六经辨证可以执简驭繁，便于指导临床。三阳病下利多新病、多实，重心在阳明；三阴病下利多久病、多虚，重心在太阴。

1 太阳泄泻

葛根汤

原文： 太阳与阳明合病者，必自下利，葛根汤主之。(32)

病因病机： 风寒表邪下迫阳明，脾胃功能失常，传导失职。

辨证要点： (风寒表实证＋里寒证)太阳证可见发热、恶风寒、头项强痛、无汗、脉浮或浮紧等；阳明里证可见下利清稀，肠鸣腹胀，舌淡苔白等。

功效： 发汗解表止利。

现代临床应用： 多用于胃肠型感冒、急性腹泻，以太阳伤寒兼见腹泻为应用指征。

医案： 刘某，男，4 岁，1984 年 3 月 5 日就诊。患儿前日出汗后受凉，昨日起发生肠鸣腹泻，大便清稀带泡沫，日数次，伴见恶寒发热，无汗，鼻塞流涕，纳呆，舌淡红，苔薄白，脉浮数。证属外感风寒腹泻，拟解表散寒为治。用葛根汤原方：葛根 12 g，麻黄 5 g，桂枝 6 g，白芍 10 g，大枣 3 枚，生姜 2 片，炙甘草 3 g。药进 1 剂腹泻减，表证除，再剂则泻止而愈。

按语： 小儿腹泻，多因感邪所致。治泻首要先须解表，表证得解，腹泻无不霍然，此即仲景所谓“表解里自和”是也。每以《伤寒论》葛根汤化裁治之，屡试屡验。葛根汤以桂枝汤加麻黄调和表里，发汗又不致伤津液，葛根清阳生津液，清阳明热，表解则下利自除。

——石宜明. 葛根汤治疗小儿外感腹泻[J]. 四川中医，1987(1)：18.

桂枝人参汤

原文： 太阳病，外证未除，而数下之，遂协热而利，利下不止，心下痞硬，表里不解者，桂枝人参汤主之。(163)

病因病机： “表里皆寒”，即中焦虚寒兼表证不解(太阳太阴并病)。

辨证要点： (里虚寒证＋表虚寒证)太阳证可见发热恶寒；太阴证可见腹痛绵绵，喜温喜按，泛吐清水，神疲，四肢不温，大便稀溏而次数多，舌质淡，苔薄白，脉沉细。

功效： 温中散寒，解表止利。

现代临床应用： 普通胃肠型感冒、慢性结肠炎、溃疡性结肠炎、小儿秋季腹泻等证属脾胃虚寒，又感风寒者。

医案： 患者，男，47 岁。患糖尿病 10 余年，形体消瘦，多用预混胰岛素治疗，自述血糖控制尚可。近 1 个月大便时干时稀，干时 2～3 日 1 行，稀时日行 10 余次，便前腹痛，泻后痛减。患者形瘦乏力，纳差，舌淡暗苔薄白，脉弱。方用桂枝人参汤化裁：人参 6 g，桂枝 10 g，白术 10 g，炙甘草 10 g，生姜 2 片，大枣 10 枚，当归 6 g。水煎服，日 1 剂。服 3 剂后大便成形，7 剂后大便日 1 行，遂停药。2 个月后上症复发，自购上药 2 剂服用，又获愈，至今已 1 年余，上述症状未再发作。

按语： 患者患糖尿病多年，形体消瘦，脾气虚，脾阳不足，“清气在下，则生飧泄”，故用桂枝人参汤益气健脾止泄，果获良效。桂枝人参汤为理中汤加桂枝而成，方中以理中汤健脾温中、散寒止泄，以转升降之机；桂枝温通阳气，白术健脾益气，二者合用有温肠止利之功。方合病机，故获桴鼓之效。

——曹爱梅. 经方辨治糖尿病合并自主神经病变验案 5 则[J]. 国医论坛，2003，18(2)：8.

五苓散

原文： 霍乱，头痛发热，身疼痛，热多欲饮水者，五苓散主之；寒多不用水者，理中丸主之。(386)

病因病机： 水湿内停，膀胱气化不利，水液偏渗大肠。

辨证要点： (脾虚湿困)呕吐下利，或见头痛身疼，小便不利，渴欲饮水，舌淡苔白，脉浮。

功效： 温阳化气行水，利小便而实大便。

现代临床应用： 临证可用于治疗肠道功能紊乱、慢性结肠炎、化疗药物等引起的慢性腹泻，下利稀便如水状，倾泻如注者，服此方能立止之。

医案： 患儿，女，1 岁，2006 年 8 月 18 日就诊。患儿于 3 日前腹泻，日行 10 余次，呈稀水样，可见未消化食物，肠鸣，腹痛，尿少，寐差，不欲饮食。查体：精神不佳，无发热，无明显脱水征。腹软，肠鸣音活跃。舌质淡，苔白厚，指纹淡紫。以五苓散加味：茯苓 12 g，泽泻 10 g，猪苓 6 g，白术 5 g，桂枝 3 g，苍术 6 g，车前子 10 g(包煎)。水煎服，每日 1 剂。服药 2 剂腹泻次数明显减少；继服 3 剂，大便恢复正常。

按语： 无湿不成泻，水湿本身就是导致泄泻的重要原因。结合小儿生理特点，患儿 1 岁，小儿脾常不足，脾虚湿蕴，气机阻滞，不能发散阳气，水湿渗入大肠导致泄泻。五苓散中茯苓、猪苓、泽泻、车前子有利水渗湿之效。白术健脾益气。苍术助白术健脾之力，又有燥湿之效。桂枝助阳化气，气化之力得复则水液自行，湿邪去除则脾运自健，泄泻自止。此即“利小便而实大便”之意。

——邹会兰. 五苓散儿科新用[J]. 时珍国医国药，2009，20(8)：2077-2078.

2 阳明泄泻

大承气汤(附小承气汤)

原文: 阳明少阳合病,必下利,其脉不负者,为顺也。负者,失也,互相克贼,名为负也。脉滑而数者,有宿食也,当下之,宜大承气汤。(256)

少阴病,自利清水,色纯青,心下必痛,口干燥者,可下之,宜大承气汤。(321)

下利谵语者,有燥屎也,宜小承气汤。(374)

下利不欲食者,有宿食也,当下之,宜大承气汤。《金匮要略·腹满寒疝宿食病脉证治第十》

下利,三部脉皆平,按之心下坚者,急下之,宜大承气汤。下利,脉迟而滑者,实也。利未欲止,急下之,宜大承气汤。下利,脉反滑者,当有所去,下乃愈,宜大承气汤。下利已差,至其年月日时复发者,以病不尽故也,当下之,宜大承气汤。下利谵语者,有燥屎也,小承气汤主之。(《金匮要略·呕吐哕下利病脉证治第十七》)

病因病机: 肠胃实热,热结旁流。

辨证要点: (里实热证)下利清水,色纯青,其气臭秽,脐腹疼痛,按之坚硬有块,口舌干燥,脉滑实。

功效: 泻热通腑止利。

现代临床应用: 现代医学中肠结核、肠道恶性淋巴瘤、克罗恩病及血吸虫性肉芽肿等见本证型者。

医案: 患者,男,42 岁,美国白种人。腹泻 3 日,日行 3 次,大便不成形,伴口渴,喜冷饮,腹痛,眠差,反复不定,燥热,下水利。触诊:用手指压其天枢穴,表现拒按。诊断:大承气汤证。处方:厚朴 10 g,枳实 10 g,大黄 15 g,芒硝 10 g,分 2 包冲服,5 剂。

按语: 大便干燥阻塞肠道不仅可导致便秘,燥屎积滞,热结旁流亦可引起下利。患者具有里实热证的表现,烦躁不安,口渴喜冷饮,符合大承气汤证,予通因通用之法治疗泄泻,切不可因其下水利而采用温病派治法。

——倪海厦.倪海厦诊疗实录(四)[EB/OL].(2015-12-29)[2021-05-04] http://www.360doc.com/content/15/1229/04/8822674_523973623.shtml.

白头翁汤

原文： 热利下重者，白头翁汤主之。(371)

下利欲饮水者，以有热故也，白头翁汤主之。(373)

病因病机： 肝经湿热，下迫大肠。

辨证要点： (肝胆热盛＋大肠湿热)主症里急后重，肛门灼热，下利脓血便，血色鲜艳，口渴尿赤，舌红苔黄，脉弦滑而数。

功效： 清热燥湿，解毒止利。

现代临床应用： 多用于治疗细菌性痢疾、阿米巴痢疾、急性肠炎和慢性非特异性结肠炎等，方证相应者，均获卓效。

医案： 欧某，男，48岁，1962年1月10日就诊。下利10余日，初起少腹疼痛，里急后重，大便黏糊不成形。近日来，脓血便每日20余次，肛门灼热，口干口苦，恶心，纳尚可，小便短赤。此因湿热蕴于胃肠，肝胆火上逆，是故口干苦欲呕，下迫则为赤利。纳尚可，知非噤口痢。治宜清热利湿，兼疏肝利胆。处方：小柴胡汤60 g，白头翁12 g，秦皮9 g，黄连6 g，黄柏6 g。1962年1月12日复诊：大便次数降至10余次，里急后重略有缓解。续予白头翁12 g，秦皮9 g，柴胡9 g，赤芍9 g，大黄12 g，黄芩、枳壳、半夏、黄柏、生姜各6 g，黄连5 g。续用2剂，泄泻基本控制，腹痛、恶心均瘥。

按语： 患者里急后重，肛门灼热，为颇典型之白头翁汤证，苦寒直下，以泻肠腑湿热。患者口苦时时欲呕，故辅以小柴胡汤除呕。服后下利症状缓解而口苦欲呕仍在，因其肝胆郁热亢盛，故复诊以白头翁汤为主，改小柴胡为大柴胡汤。服2剂果然获效。

——俞长荣. 伤寒论汇要分析[M]. 福州：福建人民出版社，1964.

白头翁加甘草阿胶汤

原文： 产后下利虚极，白头翁加甘草阿胶汤主之。(《金匮要略·妇人产后病脉证治第二十一》)

病因病机： 产后气血两虚，又热利伤阴。

辨证要点： (大肠湿热＋气阴两虚)下痢脓血，伴有发热腹痛，里急后重，身倦乏力，心烦，唇干口渴，脉数无力。

功效： 清热燥湿，滋阴养血。

现代临床应用： 放射性肠炎、溃疡性结肠炎、克罗恩病、大肠癌等，以大肠湿热并气阴两虚为应用指征。

医案： 患者，女，30岁，华侨，海岛农场工作，1974年底就诊。利下赤白，日行20余次，治痢西药遍用无效，疑为恶性病，先后于广州、北京治疗7个多月，每日仍解脓血便10余次，所喜胃纳始终未败。余据其下利脓血已历7月余，故予白头翁加甘草阿胶汤。方用：白头翁12 g，川黄连5 g，川黄柏9 g，秦皮12 g，炙甘草6 g，阿胶12 g，7剂。另以苦参子肉5粒，用龙眼肉裹吞，连服3日。药后大便次数渐少。尽7剂后，每日大便仅三四次，脓血已极少，续服原方7剂，虽每日仍然大便两三次，但已无脓血。之后以归芍六君加味，调理月余恢复正常。

按语： 患者多年于海岛农场工作，必常感风热毒邪，下利脓血，可及其肠道湿热，当予苦寒之品方可止利，符合白头翁汤证。然患者便血已7月余，久利则气血两虚，须投以甘草和中，阿胶补气养血滋阴，二者相合调补脾胃，温补气血，亦可制白头翁汤苦寒伤胃。药与病机相合，1周下利脓血即止。患者胃纳尚可，大肠湿热为实，病程日久，则气血两虚为本，故续以归芍六君子汤，健脾益胃，补血活血，若正气已复，则诸症可消。

——郑敬贤.白头翁加甘草阿胶汤的验证[J].北京中医，1985(4)：18.

3 少阳泄泻

大柴胡汤

原文： 伤寒发热，汗出不解，心中痞硬，呕吐而下利者，大柴胡汤主之。(165)

病因病机： 少阳气火内迫阳明。

辨证要点： (少阳证＋热结中焦＋气机不利)往来寒热，胸胁苦满，心下满痛,呕吐,苔黄,脉弦数有力。

功效: 清泻少阳,兼以通下里实,软坚泻热。

现代临床应用: 急、慢性腹泻且体质较壮实。

医案: 李某,男,42岁,2015年8月12日就诊。患者因情志不畅,饮食失节后出现腹泻,反复半月有余,每日在黎明前排便两三次,呈水样,臭如败卵,曾用抗生素及补脾固涩止泻之药治疗,未见明显好转。脘腹痞满,不思饮食,舌质略红,苔黄腻,脉弦滑。当为肝气犯胃,兼有食滞。予大柴胡汤去生姜,加炒莱菔子、焦山楂、神曲,4剂,诸症痊愈。

按语: 《景岳全书》中有言:"凡遇怒气便作泄泻者,必先以怒时夹食,致伤脾胃,此肝脾二脏之病也。"患者情志不舒,气机运行不畅,又兼有积滞。如本案患者于补脾固涩反不见效,邪滞其中难去,是故泄泻反复半月不愈。选用大柴胡汤,以通因通用之法治疗,方见奇效。

——陈谦峰,谢斌.大柴胡汤古方新用举隅[J].光明中医,2017,32(10):1496-1497.

黄芩汤

原文: 太阳与少阳合病,自下利者,与黄芩汤;若呕者,黄芩加半夏生姜汤主之。(172)

病因病机: 太阳病转属少阳,热在半表半里。

辨证要点: (少阳证+湿热证)热利,太阳病表证不明显,有头痛、发热、口苦等少阳之证。

功效: 清热止利,和中止痛。

现代临床应用: 汪昂曾称黄芩汤为"万世治利之祖",现代临床可加减化裁治疗急性肠炎、细菌性痢疾、阿米巴痢疾、小儿秋季腹泻等多种疾病。热性的下利、腹泻,表现有大便黏臭,腹痛如绞,肛门灼热或者大便出血,大便常规有红细胞。例如,溃疡性结肠炎、直肠炎、克罗恩病等,临床可以再加黄连、黄柏,可以合用葛根芩连汤,还可以合用白头翁汤。

医案: 王某,男,30岁,1953年4月11日就诊。患者病初恶寒,后则壮热不退,目赤舌绛,烦躁不安,便下赤痢,微带紫暗,腹中急痛,欲便不得,脉象洪实。余拟泻热解毒,先投以黄芩汤:黄芩15 g,白芍15 g,甘草3 g,大枣3枚。2剂热退神安痛减,13日改用红痢枣花汤:当归、栀子、赤芍、槟榔各10 g,川黄连、干地黄、地榆、青皮、杏仁各6 g,黄柏、黄芩各6 g,连服3剂获安。

按语： 本案为太阳与少阳合病，柯韵伯云："太阳少阳合病，是热邪陷入少阳之里，胆火四逆，移热于脾，故自下利。此阳盛阴虚，予黄芩汤苦甘相淆以存阴也……此则热淫于内，不须更顾表邪，故用黄芩以泻大肠之热，配白芍以补太阴之虚，用甘草、大枣以调中州之气。"患者病程初起以外邪入侵表证为主，后表邪转而入里化热，故用黄芩汤解半表半里之邪。

——倪少恆.痢疾的表里寒热虚实治验[J].江西医药，1965(9)：1010-1013.

四逆散

原文： 少阴病，四逆，其人或咳，或悸，或小便不利，或腹中痛，或泄利下重者，四逆散主之。(318)

病因病机： 肝脾不和，少阴阳郁。

辨证要点： (肝郁脾虚)症见四肢逆冷，腹泻反复发作，或见咳嗽、心悸、小便不利、腹中疼痛、泄利下重，善太息，情志不遂，脉弦等。

功效： 疏肝理脾止泻。

现代临床应用： 本方可用于治疗各种肝炎、胆囊炎、胰腺炎、消化不良、胃肠炎等伴有慢性腹泻而病机相符者，还广泛用于肠易激综合征、精神因素相关的溃疡性结肠炎。黄煌教授隆重推荐本方为肠易激综合征基本方。

医案： 朱某，男，72岁，2008年9月12日就诊。患者有慢性腹泻6年，时轻时重，每因进食生冷或生气后加重。此次大便时溏时泻，迁延已3个月，肠镜等检查确诊为"慢性结肠炎"，但经中西医多方治疗未见好转。望其神色，面微黄，精神惫怠，泄下清稀，无便下脓血，日行四五次，每次便前少腹拘急坠胀疼痛，泄后痛减，小便短少，苔薄白腻，脉弦缓。证属肝郁脾虚，脾胃运化失常。治宜疏肝健脾止泻。用四逆散合痛泻要方加味。拟方：柴胡、炒枳壳、炒白芍、炒白术、陈皮、防风各10 g，薤白30 g，炙甘草5 g。7剂后，少腹胀痛已除，泄泻止，日1次，不稀，原方加谷芽、麦芽各10 g再服10剂巩固疗效，随访半年，未再复发。

按语： 患者泄前多感腹痛，泄后痛减，多因进食寒凉或情志不佳诱发，常兼有胃脘胀痛、食欲不振，进食生冷则寒邪伤中；情志不佳，肝气不疏，木乘克脾，导致脾胃运化失常，升降失司，水湿清浊不分，混杂而下，而成泄泻。治疗以疏肝健脾止泻为主，以四逆散合痛泻要方加味，方中重用薤白一味至30 g，取其通阳下滞之功。诸药合用，痛泄得除。

——刘燕红.四逆散应用验案三则[J].浙江中西医结合杂志，2012，22(2)：134.

4 太阴泄泻

甘草泻心汤（附半夏泻心汤、生姜泻心汤）

原文： 伤寒，汗出解之后，胃中不和，心下痞硬，干噫食臭，胁下有水气，腹中雷鸣下利者，生姜泻心汤主之。(157)

伤寒中风，医反下之，其人下利日数十行，谷不化，腹中雷鸣，心下痞硬而满，干呕心烦不得安……甘草泻心汤主之。(158)

病因病机： 中焦寒热错杂，脾胃气虚，痞利俱甚。本方与半夏泻心汤、生姜泻心汤等均属中焦寒热失和，脾胃升降紊乱，心下痞兼见下利之症，但甘草泻心汤偏于脾虚，半夏泻心汤偏于痰气交阻，生姜泻心汤偏于水饮食滞，临证之时，斟酌选用。

辨证要点： (脾胃气虚＋寒热错杂)心下痞硬而满，干呕，心烦不得安，谷不化，下利日数十行，舌淡有齿痕，舌边尖红，苔白腻，脉濡滑等。

功效： 温脾益气，消痞止利。

现代临床应用： 可用于治疗贝赫切特综合征、糖尿病腹泻、化疗所致腹泻、功能性消化不良、肠易激综合征，症状重叠等见于本证型者。

医案： 于某，女，36 岁，1983 年 9 月 15 日就诊。反复腹泻 1 月余。患者平素体健，1 个月前夜间入睡时自觉受凉，翌日清晨 6 时突感腹痛伴肠鸣，随即腹泻，呈水样，40～50 分钟即泻下一次，暴注下迫，伴呕吐水样物。入院治疗诊断为急性胃肠炎，3 日后病情好转离院。出院 2 日后，呕吐泄泻症状复现，呕吐物为黄绿样水，泻下完谷不化，即二次入院治疗 6 日，症状复止。出院后再次因进食寒凉吐泻复作，呕吐未消化食物，时而夹有血样物，泄下水粪时有完谷不化，伴胃脘胀闷，食后加重，形体消瘦，面色萎黄，脱水状。舌尖红边有齿痕，苔白厚微黄稍腻，脉沉关上弦滑。患者中气虚，寒热不调，脾胃升降失职，治疗以缓急补中、和胃消痞止泻为主。选甘草泻心汤，服 1 剂后呕吐即止，胀满减轻，又继服 2 剂，大便成形，日行 3 次，再服 2 剂而诸症皆除，未再复发。

按语: 甘草泻心汤主症有三:下利、呕吐、痞满。这三症之中,应当以痞满、下利为主;痞满、下利二者之中,又以下利为主。患者病程后期胃脘胀闷,下利日甚,又见脾胃大虚,寒热错杂之候,乃甘草泻心汤证无疑。

——陈明,张印生.伤寒论名医验案精选[M].北京:学苑出版社,1998.

理中汤

原文: 太阴之为病,腹满而吐,食不下,自利益甚,时腹自痛。若下之,必胸下结硬。(273)

自利不渴者,属太阴,以其脏有寒故也,当温之,宜服四逆辈。(277)

病因病机: 脾阳虚衰,运化失司,寒湿内盛。

辨证要点: (脾阳不足)口不渴,大便溏稀,腹满而吐,食欲不振,自利益甚,时腹自痛,喜温喜按。

功效: 温中祛寒,补气健脾。

现代临床应用: 可用于治疗慢性肠炎、肠易激综合征、肿瘤化疗后等证属脾胃虚寒,腹冷溏泄,日久不愈者。

医案: 患者,女,56岁,2012年4月10日初诊。患者每日凌晨4～5时腹痛后欲便,大便溏薄,每日4～5次,乏力,纳呆,口淡无味,小便清长,腰腹发冷,四肢不温,夜寐可,舌质淡,苔白腻,脉沉细无力。予理中汤加减7剂:干姜10 g,党参15 g,炒白术15 g,甘草6 g,制附子10 g,砂仁10 g,茯苓30 g。二诊:患者虽仍有五更时腹痛欲便,但腹痛症状减轻,大便日行2～3次,四肢不凉,腰腹得温,纳寐可,舌质淡红,苔薄白,脉沉细,上方去砂仁,加吴茱萸6 g、肉豆蔻10 g、五味子10 g、补骨脂10 g,7剂。三诊:患者腹泻痊愈,大便成形,每日1次,效不更方,再服7剂,以善其后。

按语: 诸症分析,本案病机当属脾肾阳虚证,但偏于附子理中汤证或四神丸证。结合纳呆、口淡无味、苔白腻,说明患者除脾肾阳虚外,胃纳受限,顾护脾胃当贯穿始终。故先用附子理中汤加味,温中扶阳,化湿和胃,改善脾胃功能,后再补益脾肾,固其根本。若先予四神丸,或四神丸合附子理中汤,恐有碍脾胃,影响消化。初诊用附子理中汤温脾补肾止泻,加砂仁理气醒脾,茯苓增强健脾利水渗湿之效。二诊胃纳改善,仍有五更时腹痛欲便,说明肾气虚寒,去砂仁,合四神丸温补脾肾、涩肠止泻。本案患者腹痛后欲便，说明肠中有寒积，肝脾失调，用吴茱萸暖肝和胃、散寒除积。

——王凤丽，张西洁．理中汤治疗泄泻经验[J]．中医研究，2016，29(4)：46-47.

5 少阴泄泻

四逆汤

原文： 伤寒，医下之，续得下利，清谷不止，身疼痛者，急当救里……宜四逆汤。(91)

脉浮而迟，表热里寒，下利清谷者，四逆汤主之。(225)

大汗出，热不去，内拘急，四肢疼，又下利厥逆而恶寒者，四逆汤主之。(353)

大汗，若大下利，而厥冷者，四逆汤主之。(354)

吐利汗出，发热恶寒，四肢拘急，手足厥冷者，四逆汤主之。(388)

既吐且利，小便复利，而大汗出，下利清谷，内寒外热，脉微欲绝者，四逆汤主之。(389)

下利，腹胀满，身体疼痛者，先温其里，乃攻其表。温里宜四逆汤，攻表宜桂枝汤。(《金匮要略·呕吐哕下利病脉证治第十七》)

病因病机： 肾阳虚衰，火不暖土；脾虚下利，日久及肾，脾肾两虚。

辨证要点： (里虚寒证)下利清谷，恶寒四逆，自利而渴，小便清长，但欲寐，脉沉或微细。

功效： 温脾补肾止利。

现代临床应用： 慢性肠炎、功能性腹泻等。

医案： 王某，男，41岁，2017年1月25日就诊。主诉：腹泻1年。症见：腹泻每日3～4次，水样便，多梦，睡眠一般，食凉后腹胀，口干不欲饮，口苦，怕冷，冷过肘膝，夜尿1次，偶腹痛。诊断：久泄。辨证：脾阳虚。处以四逆汤：炮附片9 g，干姜6 g，炙甘草6 g。水冲服，10剂，日1剂，并嘱患者忌食寒凉。10日后患者复诊，自诉服药后自觉胃部、四肢暖适，大便渐渐成形，且次数明显不像以前频繁，怕冷改善。故仍处以原方10剂，2日1剂。之后以理中汤进服，如此调理月余，患者大便恢复正常则停药。

按语： 慢性腹泻属于中医学“久泄”范畴，病机为素体阳虚或寒湿外邪侵犯损伤阳气致脾肾阳气受损，而见有下利症状。现代也多见饮食不节、情志致病者。《伤寒杂病论》曰：“自利不渴者，属太阴，以其脏有寒故也，当温之，宜服四逆辈。”提示当“脏有寒”时，即可使用四逆辈治疗。门九章教授认为四逆汤对人体的作用首先是附子振奋元阳、兴肾阳，而后干姜、炙甘草可直接针对胃中之寒邪，是健胃之要药，而且现代人生活条件好了，但年轻人不注重脾胃，饮食不节且过食寒凉，长期不良的生活习惯及饮食习惯都会损伤胃气。本案患者恶寒、肢冷、怕冷等诸寒证都提示患者本身脾阳不振，胃不和则卧不安，故患者睡眠一般，且多梦；气化失司，则津不上承而见口干口苦却不欲饮。在遵医嘱的前提下，10余剂四逆汤后患者阳气得复，后以理中汤继续进服而告愈。

——赵鑫，崔鹏飞，禹江琳，等.门九章教授功能五态学术思想活用四逆汤验案4例[J].光明中医，2021，36(24)：4241-4243.

真武汤

原文： 少阴病，二三日不已，至四五日，腹痛，小便不利，四肢沉重疼痛，自下利者，此为有水气，其人或咳，或小便利，或下利，或呕者，真武汤主之。(316)

病因病机： 内有蓄水，水走二阴。

辨证要点： (脾肾虚寒＋水湿内蕴)下利清谷，腹痛，小便不利，四肢沉重或浮肿，形寒肢冷，舌淡苔白，脉沉迟。

功效： 温阳化气行水。

现代临床应用： 现代医学中结肠炎、肠易激综合征、肝硬化腹水、甲状腺功能减退症、肠结核、小肠部分切除术后、产后等。

医案： 患者，男，67岁。小肠部分切除术后8年，术后出现腹泻并伴有小便不利，每日排便6～7次，便质溏薄，偶有腹痛，便后减轻。患者面色㿠白，四肢畏寒，舌胖质淡无苔，脉沉弦。予真武汤加减治疗，服药5剂后，便溏，日行2～3次，未诉腹痛，小便量增多，畏寒肢冷减轻。继续服用10剂，大便日行2次，便质偶有溏薄，小便利，四肢温。

按语： 患者年龄较大，命门火衰，失其温煦气化，导致水液调节失常，出现下利清谷、大便溏薄、小便不利的症状，当属脾肾阳虚，水气为患，予真武汤加减，有健脾补肾、温阳制水的疗效，可在较大程度上治疗泄泻伴小便不利症状。方中附子温阳化气以行水，茯苓健脾祛湿利水，生姜佐附子行散寒制水之效，芍药缓急止痛，既可疏泄以助利水，又可养阴，制约附子刚燥之性，保护患者阴液。

——郭玮.真武汤治疗小肠部分切除术后泄泻1例[J].内蒙古中医药,2017,36(1):24-25.

吴茱萸汤

原文： 少阴病，吐利，手足逆冷，烦躁欲死者，吴茱萸汤主之。(309)

病因病机： 肝胃虚寒，少阴下利。

辨证要点： (肝胃虚寒)呕吐清涎冷沫，下利清冷，手足逆冷，烦躁欲死，或伴有巅顶头痛等。

功效： 疏肝温胃，散寒止泻。

现代临床应用： 急慢性胃肠炎、慢性胃溃疡、神经性呕吐、疝痛等，证属肝胃虚寒而伴有下利者。

医案： 李某，女，45岁，1987年7月6日初诊。泄泻5年，日行4次，下腹痛，脘腹胀满，黄色稀便，无黏液血便，无里急后重，曾先后予多种抗生素、参苓白术散灌肠等多种中西医治疗，未见缓解，便次反增至6～7次，便下黄色稀水，无恶臭气味，夹有泡沫，无红白黏冻，伴里急后重，腹部隐痛，少腹胀冷，喜温喜按，小便量少色清，食少纳呆，口淡乏味，形体瘦弱，头晕神疲，舌淡红、体胖，苔白腻，脉沉细缓。结肠镜检查提示慢性结肠炎。中医辨证属脾肾阳虚，运化失常，清浊不分。治以温补脾肾，升清降浊为法，方选吴茱萸汤加味。3剂后腹痛减轻，少腹转温，大便日3～4次，黄色溏便，里急后重消失，小便量多，舌淡红、体胖，苔白微腻，脉沉细。续服3剂，大便日1～2次，成形且软，腹痛消失，饮食增进，体力渐增，头晕症罢，舌淡红，苔薄白，脉沉细。再进3剂以巩固疗效，愈后随访2年未见复发。

按语： 吴茱萸，味苦辛，性热，入肝、肾、脾、胃经，下暖肝肾，中温脾胃以止泻。人参大补元气，健脾升清降浊，生姜温中祛寒，大枣补脾和胃。全方共奏温补脾肾、升清降浊之功。现代药理研究证明吴茱萸具有显著杀伤肠内寄生虫、细菌，解除肠胃痉挛等作用。人参可提高机体免疫功能，改善消化吸收代谢，现代药理研究证明大枣具有抑制肠内异常发酵及促进消化功能。

——金树武.吴茱萸汤治泄泻[J].中医药信息，1996(4)：28.

桃花汤

原文： 少阴病，下利便脓血者，桃花汤主之。(306)

少阴病，二三日至四五日腹痛，小便不利，下利不止，便脓血者，桃花汤主之。(307)

下利便脓血者，桃花汤主之。(《金匮要略·呕吐哕下利病脉证治第十七》)

病因病机： 脾肾阳虚，络脉不固，统摄无权，大肠滑脱。

辨证要点： (脾肾虚寒)腹痛绵绵，下利不止，便脓血，色暗不鲜，或纯下白冻，小便不利，舌淡苔白，脉沉弱。

功效： 温阳散寒，涩肠固脱。

现代临床应用： 虚寒滑脱之久泄、久利，虚寒性便血，伤寒肠出血等。

医案： 程某，男，56岁。患肠伤寒住院治疗40余日，基本已愈，仍有脓血便，血多而脓少，每日3～4次，偶有腹痛，屡治不效。其人面色素来不泽，四肢冷，乏力纳差，六脉弦缓，舌淡胖。四诊合参当为脾肾阳虚之证，投以桃花汤，予赤石脂30 g(一半煎汤，一半研末冲服)，炮姜炭9 g，粳米9 g，人参9 g，黄芪9 g，服3剂而血止，又服3剂泄泻好转而体力恢复。

按语： 患者四肢厥冷，乏力，脾肾阳虚，寒伤血络，下焦失约，属少阴下利便脓血无疑，久利之后，不但大肠滑脱，而气血虚衰在所难免。予赤石脂固肠止泻，炮姜炭温中散寒，粳米和中养胃。考虑患者病程日久，六脉虚衰，脏腑亏耗，加用黄芪、人参增强健脾益气之效，振奋阳气。因其用药与病机相合，故3剂即可见效。

——刘渡舟.伤寒论通俗讲话[M].上海：上海科学技术出版社，1980.

赤石脂禹余粮汤

原文： 伤寒服汤药，下利不止，心下痞硬，服泻心汤已，复以他药下之，利不止，医以理中与之，利益甚。理中者，理中焦，此利在下焦，赤石脂禹余粮汤主之。复不止者，当利其小便。(159)

病因病机： 泄利日久，下元不固。

辨证要点： (气虚下陷)大便稀溏，经久不愈，身倦乏力，舌淡苔白，脉弱无力。

功效： 涩肠固脱止利。

现代临床应用： 可用于治疗肠易激综合征、吸收不良综合征、神经功能性腹泻、放射性肠炎、慢性结肠炎、慢性痢疾、消化不良、药物副作用所致的腹泻。

医案： 陈某，男，56岁。患者10年前，因便秘努责，导致脱肛，劳累即坠，继之并发痔血。按脉虚细，舌淡，体形羸瘦，肤色苍白，精神委顿，腰膝无力，纳食呆滞，大便溏滑。证属气虚下陷，脾肾阳微，以赤石脂、禹余粮各15 g，菟丝子、炒白术各9 g，补骨脂6 g，炙甘草、升麻、炮干姜各5 g。3剂后脱肛好转，粪便略调。继服3剂，肠脱未出肛口，大便正常，食欲增加。继服6剂，脱肛完全治愈。1年后复诊，肤色调泽，精神饱满。

按语： 诸症分析，患者脾肾阳虚，推动之力不足，导致长期便秘，病程日久中焦运化无力，水谷停滞，气虚下陷，升降失司，又有泄泻、脱肛。赤石脂禹余粮汤补脾涩肠，菟丝子、补骨脂、炒白术、炙甘草健脾固肾，炮干姜温中散寒，升麻升举清阳。气机畅达，阴阳调和，则诸症皆消。

——刘渡舟. 新编伤寒论类方[M]. 太原：山西人民出版社，1984.

猪苓汤

原文： 少阴病，下利六七日，咳而呕渴，心烦不得眠者，猪苓汤主之。(319)

病因病机： 阴虚水热互结下利。

辨证要点： （脾阴虚＋大肠湿热）心烦不得眠，小便不利，或见下利，咳，呕，渴。

功效： 育阴清热，利水止泻。

现代临床应用： 糖尿病腹泻、癌性腹泻、急慢性肠炎、痢疾、五更泄、直肠溃疡、溃疡性结肠炎。

医案： 患儿，男，5岁。腹泻1周，泻下黄色稀水样便。先后服藿香正气液、抗生素等抗感染治疗，未见缓解。症见泄泻如水注，粪色深黄而臭，日行10余次，口渴，纳呆，精神疲倦，无泪多啼，舌光绛无苔，脉弦细数。血常规、大便常规均正常。本证多起于湿热泄泻，由于泻下无度，津伤液脱，故精神疲倦，无泪多啼，胃阴伤则口渴引饮，阴亏津竭故见舌光绛无苔。治宜清热除湿，育阴止泻。乃径效仲景养阴清热利水之猪苓汤方立法，处方：猪苓15 g，阿胶13 g(烊化)，茯苓12 g，泽泻12 g，滑石20 g，牡蛎20 g。1剂后泻减，舌上津回。守方加麦冬12 g，五味子3 g，太子参12 g。连服3剂，诸症俱除。

按语： 患儿泄泻不止，观精神困倦、无泪多啼、舌绛无苔等症，细参脉证，揆度病机，为水热互结，下渗于大肠。证属湿热泄泻伤阴，急宜用扶阴化气、分利小便的猪苓汤。在利水基础上加滑石、阿胶育阴清热。方中猪苓、茯苓淡渗利水，阿胶味甘性平，为血肉有情之品，功在滋阴润燥，滋养无形以行有形也，使水去则热无所附，津复则口渴亦止。滑石、泽泻利水清热且不伤阴，加牡蛎以摄阴气，麦冬、五味子、太子参增强滋阴固涩之功。阴亏而利小便，是根据气化的关系而设。阴伤则水气不化，致水湿潴留，真阴不生。而扶阴利水则能祛其水湿，使气化得复，津液得回，则泄泻自止。

——魏敏. 活用猪苓汤治泄泻[J]. 广西中医药，2005，28(4)：37.

6　厥阴泄泻

● 乌梅丸

原文： 伤寒脉微而厥，至七八日肤冷，其人躁，无暂安时者，此为脏厥，非蛔厥也。蛔厥者,其人当吐蛔。令病者静,而复时烦者,此为脏寒。蛔上入其膈,故烦,须臾复止,得食而呕,又烦者,蛔闻食臭出,其人常自吐蛔。蛔厥者,乌梅丸主之。又主久利。(338)

病因病机: 上热下寒之蛔厥;寒热错杂之久利。

辨证要点: (上热下寒+肝脾不和)症见下利日久,消渴足冷,饥而不欲食,腹痛时作,或脉微而厥,或时静时烦,或得食而呕等。

功效: 调和肝脾,分调寒热。

现代临床应用: 可用于胆道蛔虫症、溃疡性结肠炎、慢性结肠炎、滴虫性结肠炎、痢疾、慢性泄泻、肠道易激综合征等伴有慢性腹泻者。

医案: 张某,男,54 岁,安徽马鞍山人,2005 年 3 月 14 日初诊。反复腹泻 10 余年,时作时止,下利脓血,呈果酱色。近 3 个月来,右下腹痛甚,有碍睡眠,便溏不爽,多黏液,日行 7~8 次,肛门坠胀,腹部畏寒。舌苔薄黄而腻,脉细弦。予炒党参 10 g,炒白术 10 g,制附片 5 g,制大黄 5 g,炮姜炭 3 g,黄连 3 g,木香 6 g,厚朴 6 g,乌梅炭 5 g,陈皮 6 g,地榆炭 15 g,炙甘草 3 g。日 1 剂,分 2 次服。2005 年 3 月 27 日二诊:药后大便渐已成形,便次减少,腹痛明显缓解,偶有少量黏液便。原方加炙升麻 3 g,焦山楂炭 15 g。2005 年 4 月 11 日三诊:迭进寒温并投、健脾升清之治法,腹部较舒,大便较实。此后以上方为主加减调治至 5 月底,2 年余未复发。

按语: 患者久泻脾虚,耗伤脾阳,中焦运化无权,以致肠腑分清失司,湿热积滞未清,故腹泻不止,多有黏液。脾阳虚则腹部畏寒,肠道湿热则便脓血,呈果酱色。用乌梅丸为底,投制附片、炮姜炭温运脾阳,黄连、制大黄清化湿热,患者脾虚与湿热偏胜不著,故制附片与制大黄药量相当。炒党参、炒白术健脾益气,乌梅炭酸敛止泻,佐以陈皮理气健脾。便血频多,加用地榆炭止血,炙甘草和中。病情好转,效不更方,加炙升麻升提清阳、焦山楂炭消食增强理气。药证相合,寒温并用,标本兼治。

——刘沈林.乌梅丸法治疗慢性难治性肠病临证心悟[J].江苏中医药,2009,41(7):35-36.

麻黄升麻汤

原文: 伤寒六七日,大下后,寸脉沉而迟,手足厥逆,下部脉不至,喉咽不利,唾脓血,泄利不止者,为难治,麻黄升麻汤主之。(357)

病因病机： 正伤邪陷，肺热脾寒。

辨证要点：（外寒里热＋中焦郁热）水泄不止，身痛无汗，四肢厥冷，咽喉不利，咳脓血，舌淡苔黄，脉沉迟。

功效： 发越郁阳，清上温下。

现代临床应用： 自主神经功能紊乱、慢性咽炎伴腹泻、慢性支气管炎、阻塞性肺气肿并感染、自发性气胸伴腹泻、结核性腹膜炎、慢性非特异性溃疡性结肠炎等。

医案： 焦某，女，44 岁。泄泻 10 余年，平素嗜甜，多处就医但无明显好转，失去治疗信心。近日来溏泄日五六行，晨起必如厕，否则失控，无腹痛，无下坠感，便无脓血，咽痛、口微干，但饮水不多，时有烘热感，手足发冷，纳尚可，查体丰面潮红，苔白满布，质稍红，咽部轻度充血，脉寸关滑，尺独沉，大便常规(－)，细菌培养(－)，西医诊断为无菌性肠炎，中医诊断为久泻。辨证为脾弱胃强，上热下寒。治用麻黄升麻汤，干姜易为炮姜炭 20 g，天冬易为麦冬 10 g，3 剂。药后，日泄 3 次，已见效，将炮姜炭增至 30 g，叠进近 40 剂，10 余年沉疴痼疾，竟一举治愈，喜出望外，感激之至，3 个月后随访，亦无复发。

按语： 方中麻黄有宣肺解郁、利小便之功，升麻性平有举脾升陷之能，当归、白芍入血，一通一守，通守相济，调和阴阳，除陈生新，以助代谢，苓桂术甘性温通阳、祛寒利便，以坚大肠，炮姜炭补虚回阳、收湿止泻，诸温药合伍，共收启脾升阳、助运化湿，坚秘大便之功，麦冬味甘、养阴润咽，葳蕤清虚热而逮浮阳，知母、石膏养胃阴以制亢阳，诸凉药匹配，则收浮阳而归其正位，咽痛得止，寒温统于一方，则兼收阴阳互为消长之妙。40 剂与 10 余年之疾相比，真可谓病愈在旋踵之间，方力之伟宏，堪为我后学者之探讨。

——和贵章. 麻黄升麻汤治久泻[J]. 湖北中医杂志，1986(3)：36-37.

● 温经汤

原文： 问曰：妇人年五十所，病下利，数十日不止，暮即发热，少腹里急，腹满，手掌烦热，唇口干燥，何也？师曰：此病属带下，何以故？曾经半产，瘀血在少腹不去。何以知之？其证唇口干燥，故知之。当以温经汤主之。（《金匮要略·妇人杂病脉证并治第二十二》）

病因病机： 因寒而致血行不畅，久滞成瘀，血不利则为水，发为下利。

辨证要点： (瘀血阻滞)下利；少腹里急、腹满、唇口干燥；暮即发热，手掌发热。

功效： 温经散寒，养血祛瘀。

现代临床应用： 子宫内膜异位症、不孕、月经不调、闭经、不寐、便秘、更年期综合征、痛经等。

医案： 患者，女，58岁，2014年11月17日就诊。患者8个月前因重症胰腺炎、胆囊结石伴急性胆囊炎、弥漫性腹膜炎行胆囊及胰腺坏死病灶切除术，术后长期在家服用疏肝理气、清热解毒、通里攻下的清胰汤，服药2个月，腹痛消失，大便正常。停药1周后，出现肠鸣、泄泻，间隔1小时左右发作一次，伴腹痛，下腹痛甚。自行服用泻痢停后，泄泻有所缓解，但停药后泄泻复作。至医院复诊，去清胰汤中大黄、芒硝续服，疗效不佳，数次更医，均以脾虚泄泻、脾肾阳虚等病证治疗。患者泄泻日行数次，晨起必如厕，排便呈水样，多有不尽感，伴有肠鸣、腹痛，少腹痛甚，面色晦暗，傍晚发热，口干不欲多饮，舌暗红边有瘀斑，脉象弦涩。治以温经汤原方：吴茱萸20 g，当归20 g，川芎20 g，白芍20 g，人参20 g，桂枝20 g，阿胶20 g(烊化)，生姜20 g，牡丹皮20 g，甘草20 g，半夏15 g，麦冬15 g。10剂，水煎服。5剂后泄泻次数减少，腹痛减轻，晨起肠鸣、腹痛、泄泻不减。嘱其自第7剂药后，每剂加补骨脂20 g，肉豆蔻20 g，五味子20 g，大枣10枚。连服4剂后，诸症皆减轻。效不更方，续投10剂，每剂服2日，服药20日后，久泻痊愈。

按语： 女性患者，年龄五十有余，泄泻6月余，与《金匮要略》中“妇人年五十所，病下利，数十日不止……”相合且诸症状与温经汤主证相符。《金匮要略心典》云：“妇人年五十所，天癸已断而病下利，似非因经所致矣。不知少腹旧有积血，欲行而未得遽行，欲止而不能竟止，于是下利窘急，至数十日不止。暮即发热者，血结在阴，……，手掌烦热病在阴，掌亦阴也。唇干口燥，血内瘀者不外荣也，此为瘀血作利，不必治利，但去其瘀而利自止。”患者泄泻系瘀血所致，然祛瘀不可攻下，因患者五十有余，天癸已绝，攻下之药不堪适宜，应用温经散寒、祛瘀养血之温经汤，使瘀血得温而行，瘀血去而利自止。后与温肾暖脾、固肠止泻的四神丸合用，则病痊愈。久病多虚多瘀，本案下利6月余，服温经汤而止，进一步证明温经汤治瘀血下利有良效。

——王国才．运用金匮温经汤治疗久泻验案感悟[J]．中医药学报，2015，43(3)：27-28.

便　血

凡血从肛门排出体外，无论在大便前，或大便后下血，或单纯下血，或与粪便混杂而下，均称为便血。

便血在《伤寒杂病论》中属“下血”“远血”“近血”“下利”等范畴，涉及西医急性胃黏膜病变、消化性溃疡、消化道肿瘤、肝硬化食管-胃底静脉曲张、溃疡性结肠炎等并消化道出血；肛裂痔疮等肛肠疾病并出血；血液病并消化道出血等。《伤寒论》便血辨治主要分太阳蓄血证、阳明蓄血证、厥阴热利证、少阴下利证。《金匮要略》则把便血区分为“远血”“近血”而辨治。

1　阳明便血

● 桃核承气汤

原文： 太阳病不解，热结膀胱，其人如狂，血自下，下者愈。其外不解者，尚未可攻，当先解其外；外解已，但少腹急结者，乃可攻之，宜桃核承气汤。(106)

病因病机： (太阳蓄血轻证)太阳病变证，瘀热互结于下焦。

辨证要点： (邪热证+瘀血)少腹急结，发热，小便自利，其人如狂，舌红紫暗有瘀斑、瘀点，苔黄，脉沉，或弦数，或沉涩。

功效： 泻热化瘀，祛瘀生新。

现代临床应用： 消化性溃疡、肝硬化肝性脑病、急性出血性坏死性肠炎、流行性出血热、痔疮等合并便血，证属瘀热互结。

医案： 李某，男，28岁。患者发作性上腹剧痛1周，以“腹痛待查”于1986年8月20日收入院治疗。入院症见：右上腹阵发性剧痛，刺痛，伴有脘腹胀满，恶心，纳少，便秘，舌暗红，苔薄黄，脉沉弦。检查：腹软，偏右压痛(+)，便潜血(+)，肝胆B超正常，上消化道钡餐透视示慢性胃炎、十二指肠球部溃疡。诊断：慢性胃炎，十二指肠球部溃疡合并上消化道出血。按肝郁化热兼血瘀证投疏肝清热、行气活血之剂5剂，痛止，纳增，便调，再投香砂六君子汤加味，理气健脾，调理脾胃。服10余剂后，无明显诱因上腹剧痛又作，腹部胀满，刺痛，恶心，不欲进食，小便自利，大便色黑，状若柏油，舌质暗红，苔薄白，脉弦涩。证属瘀热互结肠腑之蓄血证，投桃核承气汤下瘀散结，活血止血。处方：桃仁15 g，炙甘草10 g，大黄15 g，芒硝10 g(分冲)，桂枝12 g。当晚服半剂，3小时后肠鸣矢气，腹中绞痛，黑便及稀水杂下四五次，次晨腹痛骤减，正常进食，大便转黄。便潜血(−)，另半剂未服，继用前方去芒硝，加丹参30 g、海螵蛸20 g，7剂，祛瘀生新，收敛止血，1周后治愈出院，随访1年余未发。

按语： 上消化道出血属祖国医学便血、脏毒范畴，治疗方法很多。常用的方法有凉血止血，益气健脾止血，温阳摄血，收敛止血等。证属蓄血所致大便下血，病位不在腹腔，也不在肾与膀胱，而是在肠腑，病因不是单纯血热、气虚、阳虚或脾虚，而是瘀热与积滞互结于肠腑，腑气失于通降，故见腹满急痛，小便自利，大便色黑状若柏油。此即吴又可所谓“血为热搏，留于经络，败为紫血，溢于肠胃，腐而为黑，其色如漆，大便反易”。故未用上述诸法而选用桃核承气汤，方中芒硝、大黄、炙甘草即调胃承气汤，泻下逐瘀，桃仁功破蓄血，桂枝温通血脉，通因通用，瘀去新生，共奏下瘀散结、活血止血之效。

——冷廷芳. 桃核承气汤治疗上消化道出血验案[J]. 黑龙江中医药，1989(1)：41.

抵当汤

原文： 太阳病六七日，表证仍在，脉微而沉，反不结胸，其人发狂者，以热在下焦，少腹当硬满，小便自利者，下血乃愈。所以然者，以太阳随经，瘀热在里故也。抵当汤主之。(124)

太阳病身黄，脉沉结，少腹硬，小便不利者，为无血也。小便自利，其人如狂者，血证谛也，抵当汤主之。(125)

阳明证，其人喜忘者，必有蓄血。所以然者，本有久瘀血，故令喜忘。屎虽硬，大便反易，其色必黑者，宜抵当汤下之。(237)

病人无表里证，发热七八日，虽脉浮数者，可下之。假令已下，脉数不解，合热则消谷喜饥，至六七日不大便者，有瘀血，宜抵当汤。(257)

病因病机： (太阳蓄血重证)太阳邪热随经入里，邪热与血相搏结，瘀血日久，邪热较盛。(阳明蓄血证)阳明邪热与体内宿久之瘀血相搏结。

辨证要点： (邪热证+瘀血)太阳蓄血重证可见少腹急结或硬满，小便自利，如狂发狂。阳明蓄血证可见发热，消谷善饥，健忘，大便黑硬，反易排出，脉数。

功效： 破结逐瘀泻热。

现代临床应用： 热毒壅盛，瘀血日久而致的恶性肿瘤等并便血常用之。

医案一： 杨某，男，42岁。因车祸于2013年3月6日急诊入骨伤科。经X线检查诊断为L_3～L_5腰椎压缩性骨折，经骨科常规处理，外伤后4日，左少腹疼痛继而全少腹硬满，绞痛难忍，大便时溏时结，质暗黑，便溏时腹痛稍缓解。低热，体温37.8℃，汗出，口干，喜饮，小便自利，舌紫红、苔黄干，脉弦细略数。证属外伤瘀阻，气滞化热，腑气不通，治以活血化瘀，清热通便，用抵当汤加甘草。处方：水蛭、桃仁各10 g，虻虫6 g，大黄12 g，甘草5 g，水煎服。服药3剂后排黑便，量多，质软。第2次服药后又排便1次，腹痛腹胀消失，热退，体温36.7℃，思食，舌淡红、苔薄白，脉缓有力，遂停服上方，以沙参麦冬汤加丹参、当归调理善后。

按语： 抵当汤主要治疗蓄血证之瘀热互结甚者，该患者外伤4日后全少腹硬满，绞痛，大便时溏时结，色暗黑，低热，口干，喜饮，小便自利，舌紫红，苔黄干，脉弦细略数，证属瘀热郁结于下焦，符合抵当汤辨证要点，故予之破结逐瘀泻热效显。

——马凤全，朱淑惠. 运用仲景经方治疗便血方证浅析[J]. 新中医，2016，48(6)：265-266.

医案二： 刘某，男，78岁。于2013年8月8日以贲门癌收住入院。自诉2013年6月14日因双上肢活动不灵活10余年于某医院住院治疗，其间患者因胃部不适，吞咽哽噎。遂于2013年6月27日行胃镜取活检，病理检查报告示：(贲门)腺癌。上腹部CT平扫+增强：肝内左右叶多发大小不等类圆形低密度灶,增强扫描病灶周边强化,多考虑转移瘤,建议进一步检查。既往患高血压10余年;有脑梗死病史,特发性震颤病史10余年;有症状性癫痫10余年。现症:眩晕,头重如裹,阵发性头痛,胃部胀满不适,吞咽哽噎,纳差,喜忘,头手震颤,语言重复,腹诊:腹部平软,左侧少腹急结。舌质暗,有瘀斑,苔薄白微黄,脉沉细。癌胚抗原(carcinoembryonic antigen,CEA)340.05 ng/mL↑。诊断:胃癌肝转移,老年性痴呆。《伤寒论》有云:"阳明证,其人喜忘者,必有蓄血。所以然者,本有久瘀血,故令喜忘,屎虽硬,大便反易,其色必黑者,宜抵当汤下之。"故辨证当属瘀热互结、风痰上扰。故予抵当汤合半夏白术天麻汤活血化瘀、化痰息风。学生有疑惑故问:"老师用经方素来崇尚本源剂量,今何以予抵当汤1/4量?"王克穷老师答曰:"其一,有文献报道,过用活血化瘀,与胃癌转移呈正相关;其二,患者年事已高,久病体虚,不可大剂攻伐。"故处方:水蛭10 g,桃仁5 g,大黄10 g,生半夏65 g,茯苓45 g,陈皮15 g,茯苓30 g,炙甘草15 g,天麻15 g,炒白芍45 g,白术30 g,虻虫3 g。3剂,上药以水1 400 mL,煎煮至600 mL,去渣,分3次温服,每次200 mL。2013年8月11日二诊:自述服上药3剂,稍有腹泻,大便每日2次,眩晕、头重如裹,阵发性头痛有所改善,然胃部仍感胀满不适,吞咽哽噎,喜忘,头手震颤,语言复述,舌质暗,有瘀斑,苔薄白微黄,脉沉细。上方继服以观进退。2013年8月20日三诊:服上药12剂,眩晕、阵发性头痛、善忘、头手震颤、语言复述等症状明显改善,舌质暗,瘀斑、瘀点有所减少,苔薄白,脉沉细弱。CEA 191.73 ng/mL↑,效不更方,上药再进。2013年8月28日四诊:服上药21剂,上症继续好转,述输液后立即下床活动,出现头晕、汗出肢冷等症,疑为体位性低血压,测量血压120/60 mmHg,体温36.5 ℃,双瞳孔等大等圆,直径约为3 mm,对光反射灵敏,口唇无紫绀。舌质暗,有瘀点、瘀斑,苔薄黄腻,脉沉细弱。嘱患者卧床休息,服用温盐水后逐渐好转,头颅CT:脑白质脱髓鞘。CEA 128.62 ng/mL↑。西医继续给予对症支持治疗,中医守方再进。2013年9月6日五诊:服上药29剂,无明显不适,饮食大增,偶有一过性头晕,善忘、语言重复大减,可以用手掏耳朵,舌质暗,瘀点、瘀斑减轻,苔薄黄腻,脉沉细弱。CEA 97.32 ng/mL↑。嘱其勿摔伤,上方继服。2013年9月17日六诊:CEA 82.30 ng/mL↑。患者及家属甚为欣喜,药中肯綮。

按语: 患者喜忘,左侧少腹急结,辨证当属瘀热互结以瘀血为主;眩晕,头重如裹,舌苔薄白微黄,纳差,则属风痰上扰证;故予抵当汤合半夏白术天麻汤，痰瘀并治。服用上药 40 余剂，去除脉络痰瘀之邪，症状遂明显好转。现患者 CEA(340.05 ng/mL→191.73 ng/mL→128.62 ng/mL→97.32 ng/mL→82.30 ng/mL)呈递减趋势，老年性痴呆相关症状大为改善，可说明患者临床治疗效果显著。

——杨朋，王克穷，任梅梅，等. 王克穷主任医师运用抵当汤验案举隅[J]. 陕西中医药大学学报，2017，40(3)：27-29.

白头翁汤

原文： 热利下重者，白头翁汤主之。(371)

下利欲饮水者，以有热故也，白头翁汤主之。(373)

热利下重者，白头翁汤主之。(《金匮要略·呕吐哕下利病脉证治第十七》)

病因病机： 肝经湿热下迫大肠，湿热蕴结肠腑，气血阻滞，肠络受损(厥阴热利)。

辨证要点： (湿热证)湿热下利多见赤多白少，发病急，腹痛较甚，里急后重，肛门灼热，发热，口渴，舌红，苔黄腻，脉数。

功效： 清热燥湿，凉血止痢。

现代临床应用： 多用于治疗溃疡性结肠炎、急慢性细菌性痢疾、肠伤寒、肠道寄生虫感染(阿米巴原虫、人肠细毛滴虫等)并便血，证属湿热蕴结。

医案： 李某，男，5 岁，1963 年夏来诊。下黏液脓血便 4 日。患儿 4 日前因饮食不慎而发生泄泻，每日 3～4 次排不消化便，味臭，第 2 日泄泻增至 8～9 次，量较少，粪中夹脓血，有轻度里急后重，食欲减退，小便黄短。既往无慢性泄泻及痢疾病史。查体：体温 37.5 ℃，脉稍数，神志清醒，发育营养中等，无明显脱水征。舌红，苔黄，颈软，心、肺、腹均无异常发现。四肢活动自如，无病理反射。大便外观见有黏液脓血，镜检脓细胞(++)，红细胞(+)，检出有强活动力的人肠细毛滴虫 30～40 个/H。未发现阿米巴痢疾原虫及包囊体，培养无痢菌生长。诊断为人肠细毛滴虫肠炎。患儿发热，下黏液脓血便、里急后重、小便黄短、舌红苔黄、脉数，大便常规提示脓细胞(++)，红细胞(+)，人肠细毛滴虫阳性，证属湿热痢，为大肠湿热，感染人肠细毛滴虫所致。治宜清热燥湿、解毒杀虫，予白头翁汤：白头翁 9 g，黄柏 9 g，黄连 1.5 g，秦皮 9 g，每日 1 剂，水煎 2 次，分 4 次服。2 剂后，症状明显好转，人肠细毛滴虫及脓细胞显著减少，3剂而告愈(症状消失，大便正常，人肠细毛滴虫消失)，再投1剂以巩固疗效。

按语： 白头翁汤为厥阴热利下重所设，肝经湿热下迫大肠，湿热蕴结，气血阻滞，损伤肠道络脉，化腐成脓，故下利脓血，赤多白少，并伴腹痛，里急后重，肛门灼热，发热，口渴等症。舌红，苔黄腻，脉数符合湿热之征象。本案之患儿发热，下黏液脓血便、里急后重、小便黄短、舌红苔黄、脉数，证属湿热痢，湿热蕴结肠腑，符合白头翁汤的病机和辨证要点，故用白头翁汤治疗清热利湿，凉血止痢。

——陈文征.白头翁汤对小儿鞭毛虫、滴虫引起的泄痢治验四则[J].浙江中医学院通讯，1977(4)：15-16.

赤小豆当归散

原文： 下血，先血后便，此近血也，赤小豆当归散主之。(《金匮要略·惊悸吐衄下血胸满瘀血病脉证治第十六》)

病因病机： 湿热内蕴，迫血下行(近血)。

辨证要点： (湿热内蕴)近血之便血多色鲜红，湿热证见大便不畅、肌表热不甚、微烦欲卧、汗出、舌红、苔黄腻、脉数。

功效： 清热化湿，凉血解毒。

现代临床应用： 痔疮、肛裂等直肠肛门疾病并出血，证属湿热内蕴。

医案一： 向某，女，21岁，工人，1984年6月3日就诊。患者半年前因便后下血，量不多而来治疗。近20日便血增多，经多方面检查病因未明，服补中益气汤加阿胶、地榆炭4剂，便后鲜血直流，每次20～30 mL，便干不利，肛门热胀，口苦干，舌红、苔黄滑，脉滑数。证属湿热蕴肠，络伤血溢。治宜清热利湿，和营解毒，佐以止血。用赤小豆当归散加味：赤小豆20 g，当归、薏苡仁、金银花、藕节各15 g，柏叶炭9 g，大黄炭6 g。服7剂，便血已止，1年后随访未复发。

按语： 本案为湿热积于肠中，日久成毒，损伤肠络，血溢肠中而致便血。用赤小豆当归散加薏苡仁健脾渗湿；金银花清热解毒；大黄炭涤肠止血；藕节、柏叶炭清热止血。方药对证，故奏速效。

——彭述宪.赤豆当归散临床运用[J].湖南中医杂志，1993，9(3)：7-8.

医案二： 刘某，男，51岁，工人，1973年8月6日初诊。因饮食不洁，于上月28日突下赤白痢，服呋喃唑酮、土霉素未效，日下10余次，赤多白少；里急后重，前日起，痔血如注(素患外痔)，肛门灼热，肿痛难忍，口渴，小便色赤，舌深红、苔黄滑，脉滑数。大便常规：红细胞(++++)，白细胞(++)，脓细胞(++)。证属湿热毒痢，引发痔血。治宜清热祛湿，解毒止血。用赤小豆当归散加味：赤小豆18 g，当归12 g，黄芩9 g，金银花、生地榆、槐花、仙鹤草、马齿苋各15 g。服3剂，下痢减轻，日7～8次，痔血随之减少，里急后重，腹痛，肛热，舌红、苔黄滑，脉滑数。原方加大黄6 g，推荡积滞，继进3剂，大便不爽，日行3～4次，带少量红白黏液，痔血已止，腹满纳差，舌红、苔黄，脉滑稍数。拟原方去大黄、槐花、仙鹤草，加山楂、枳壳各12 g，化积畅中。继进6剂，诸症消失，大便镜检阴性。

按语： 本案为湿热蕴结，日久化毒，加之饮食不洁，壅塞肠中，气血阻滞，传导失司，肠络受伤，而致下痢赤白，热毒下灼肛门；又加大便时努责太过，引起痔破出血，用赤小豆当归散加黄芩、马齿苋清肠止痢；金银花清热解毒；生地榆、槐花、仙鹤草凉血止血。后以原方增损，使余毒攘除，痢疾获愈。

——彭述宪.赤豆当归散临床运用[J].湖南中医杂志,1993,9(3):7-8.

2 太阴便血

黄土汤

原文： 下血，先便后血，此远血也，黄土汤主之。(《金匮要略·惊悸吐衄下血胸满瘀血病脉证治第十六》)

病因病机： 脾气虚寒，统摄无权，血溢肠内(远血)。

辨证要点： (脾胃虚寒)远血可见便血紫暗或黑，脾胃虚寒证可见腹部隐痛，喜温喜按，喜热饮等；气血不足证可见面色无华，神疲乏力，舌淡，脉细。

功效： 温阳健脾，养血止血。

现代临床应用： 多用于治疗消化性溃疡、消化道肿瘤等并便血，证属脾胃虚寒证。

医案： 苗某，女，58岁。患者大便后流鲜血，或无大便亦流大量鲜血，每次流血量达50～100 mL，每日2～3次，已20余日。两少腹有隐痛，自觉头晕心慌，气短自汗、脸肿、饮食尚可，素有失眠及关节疼痛，月经已停2年，舌微淡无苔、脉沉数。治宜温养脾肾，方用《金匮要略》黄土汤加味：熟地黄30 g，白术18 g，炙甘草18 g，黑附子9 g，黄芩6 g，阿胶15 g，黄土60 g。用开水泡黄土，澄清取水煎药，服2剂。二诊：服上方已有好转，昨日大便3次，仅有1次流血，今日又便后流血1次，仍心跳气短，无头晕及自汗出，饮食尚可，眠佳，舌无苔，脉沉数，原方再服3剂。三诊：便血已很少，心跳气短亦减，舌微黄薄苔，脉如前，血虽渐止，但日久伤血，中气已伤，仍宜益气滋阴补血以资善后。处方：黄芪15 g，当归9 g，干地黄12 g，阿胶9 g（烊化），甘草6 g，生地榆6 g，侧柏叶6 g，黄芩4.5 g，槐花6 g，地骨皮6 g。5剂。3个月后随访，未再便血，心跳气短亦较前好转。

按语： 便血量多，见头晕心慌、气短自汗，乃脾虚失统之象，蒲辅周老先生断证准确，经用黄土汤原方，使便血大减。尤其高明的是，最后以益气滋阴养血之剂善后，乃顾本之法也，真可谓步步为营，进退有序，大病焉有不愈之理。

——蒲辅周. 蒲辅周医案[M]. 北京：人民卫生出版社，1972.

3 少阴便血

桃花汤

原文： 少阴病，下利便脓血者，桃花汤主之。(306)

少阴病，二三日至四五日腹痛，小便不利，下利不止，便脓血者，桃花汤主之。(307)

病因病机： 脾肾阳虚，统摄无权，寒湿内阻，脉络损伤（少阴下利）。

辨证要点： （脾肾虚寒）虚寒下利见赤白黏冻，白多赤少，所下脓血色暗不鲜，下利经久不愈，甚则滑脱不禁，脾肾虚寒证见腹部隐痛，喜温喜按，腰膝酸软，形寒肢冷，食少神疲，舌淡脉弱。

功效: 温肾健脾,涩肠固脱。

现代临床应用: 多用于治疗溃疡性结肠炎、急慢性细菌性痢疾、慢性阿米巴痢疾、肠伤寒等合并便血,证属脾肾阳虚。

医案: 程某,男,56 岁。患肠伤寒住院治疗 40 余日,基本已愈。惟大便泻下脓血,血多而脓少,日行三四次,腹中时痛,屡治不效。其人面色素来不泽,手足发凉,体疲食减,六脉弦缓,舌淡而胖大。此证为脾肾阳虚,寒伤血络,下焦失约,属少阴下利便脓血无疑,且因久利之后,不但大肠滑脱,而气血虚衰亦在所难免。治当温涩固脱保元。赤石脂 30 g(一半煎汤,一半研末冲服),炮姜炭 9 g,粳米 9 g,人参 9 g,黄芪 9 g。服 3 剂而血止,又服 3 剂大便不泻而体力转佳,转方用归脾汤加减,巩固疗效而收功。

按语: 桃花汤主要治疗少阴虚寒下利证,因脾肾阳虚,失其固摄,且阳虚失于温化,寒湿凝滞,肠络受损,故下利赤白黏冻,白多赤少,下利经久不愈,甚则滑脱不禁。寒湿滞于肠道,故腹部隐痛,喜温喜按。另腰膝酸软,形寒肢冷,食少神疲,舌淡脉弱均属脾肾阳虚之证。本案患者便泻下脓血,屡治不效。腹痛,面色不泽,手足发凉,体疲食减,脉缓,舌淡而胖大,符合桃花汤的病机和辨证要点,故予桃花汤温脾补肾,涩肠固脱。

——刘渡舟.伤寒论通俗讲话[M].上海:上海科学技术出版社,1980.

黄　疸

黄疸是由于感受湿热疫毒等外邪，导致湿浊阻滞、脾胃肝胆功能失调、胆液不循常道、随血泛溢而引起的以目黄、身黄、尿黄为主要表现的一种肝胆病证。

《金匮要略》将黄疸立以专篇论述，并将其分为黄疸、谷疸、酒疸、女劳疸和黑疸等五疸。《伤寒论》还提出了阳明发黄和太阴发黄。黄疸可见于肝炎、胆管炎、胰腺炎、胆总管结石、自身免疫性溶血、地中海贫血等疾病。黄疸病机有湿热、瘀热、寒湿在里，与肝、脾、肾等脏腑密切相关，诸多治黄经方体现了泻下、解表、清化、温化、逐瘀、利尿等多种方法。

1　太阳黄疸

● 茵陈五苓散

原文： 黄疸病，茵陈五苓散主之。一本云茵陈汤及五苓散并主之。（《金匮要略·黄疸病脉证并治第十五》）

病因病机： 太阳气化不利，水湿内聚。

辨证要点：（湿重于热+脾虚）黄疸黄色鲜明，发热，倦怠少食，口渴不多饮，脘腹闷胀，小便不利，大便溏薄，或兼见五苓散证者。

功效： 清利湿热，健脾利水。

现代临床应用： 湿重于热型黄疸病、痰饮郁热型痴呆及急性痛风性关节炎、高脂血症、新生儿黄疸、小儿急性黄疸性肝炎、慢性乙型肝炎、淤胆型肝炎、肝硬化腹水、肝衰竭等。

医案： 吕某，男，43 岁，1998 年 10 月初诊。右胁不适，脘腹胀满，舌质淡，苔薄白，脉弦滑。B 超示脂肪肝。肝功能检查：谷丙转氨酶 126 U/L，血清总胆固醇 9.15 mmol/L，甘油三酯 3.12 mmol/L。中医辨证：湿聚生痰，气机郁滞。治以疏肝利湿，化痰散结。处方：茵陈、泽泻、山楂各 30 g，茯苓、猪苓、白术、郁金、决明子、柴胡各 12 g，胆南星、半夏各 9 g。服上方 7 剂，患者症状明显好转。15 剂后诸症消失。续以上方加工成丸治疗 2 个月，B 超、肝功能等均恢复正常。随访 1 年未复发。

按语： 茵陈五苓散具有清热祛湿、健脾利水的功用。方中茵陈清利湿热，茯苓、泽泻、猪苓淡渗利水，使水饮从小便而去，白术健脾利水，桂枝发汗以散饮，化膀胱之气以利水，且具平冲降逆之功而使水饮表里分消，取“病痰饮者当以温药和之”之意。本方的配伍，茵陈用量两倍于五苓散，体现了该方清利为主、温化为辅的特点。

——张双斌. 茵陈五苓散临床应用举隅[J]. 湖北中医学院学报，2000(2)：44.

桂枝加黄芪汤

原文： 诸病黄家，但利其小便。假令脉浮，当以汗解之，宜桂枝加黄芪汤主之。(《金匮要略·黄疸病脉证并治第十五》)

病因病机： 营卫不和，表虚不固，湿邪留滞。

辨证要点： (湿重＋表虚)黄疸显而不深，并见脉浮弱，表虚汗出似中风者。

功效： 补虚强中，实表祛黄。

现代临床应用： 感冒、呼吸道感染、支气管哮喘、过敏性鼻炎、心律失常、频发室性期前收缩、心房颤动、糖尿病多汗症、黄汗症、自汗、盗汗等。

医案： 虞某，女，50 岁，市民，2009 年 2 月 10 日初诊。尿黄 2 周来诊。1 年前反复感冒后发现尿黄、皮肤发黄，黄色较为明显，住院 1 月余，诊断为药物性肝损伤，予抗炎保肝治疗后好转出院。但黄疸时作，总胆红素 30～50 μmol/L，谷丙转氨酶 45 U/L，谷草转氨酶 80 U/L，每于感冒、疲劳后发作或加重。并伴体形瘦弱，轻度疲乏，精神紧张，恶心，纳差，便溏，舌质淡、苔薄腻，脉弦细。病毒性肝炎标志物阴性。此属“小黄疸”，为气虚卫外无力，脾色外现发黄。治以仲景桂枝加黄芪汤加减。桂枝 10 g，白芍 24 g，黄芪 30 g，生姜 10 g，大枣 10 g，炙甘草 10 g，香附 12 g，白术 15 g，茵陈 30 g，生麦芽 30 g。水煎服，日 1 剂。2009 年 3 月 17 日二诊：尿黄渐减、目睛黄染减轻，精神转佳，可以自行上下 4 楼，食欲增加、已无恶心，舌淡微胖，苔薄腻，脉濡。上方茵陈减至 15 g，加党参 30 g。二诊方加减用至 2009 年 4 月 30 日，诸症消失，舌脉已平；复查肝功能正常。

按语： 桂枝加黄芪汤和麻黄连翘赤小豆汤，前方适用于表虚而内热不重的证候，不但可用于黄疸初期，尤其适用于黄疸后期肝功能基本恢复而高胆红素血症者(黄疸不净)；后方适用于表实而内有湿热的证候，仅用于黄疸初期。笔者认为，上述两方为仲景用汗法治疗黄疸，为后世开辟了一条途径，特别是桂枝加黄芪汤，该方为解表扶正之剂，无一治黄之品(药味)而能治疗黄疸，提示治疗黄疸可用汗法治疗，使湿热之邪从汗而解。正如《金匮要略心典》所言：“夫黄疸之病，湿热所郁也，故在表者汗而发之，……此大法也。”

——陈超.张仲景治疸之汗吐下三法及其方药临证应用[J].中国实验方剂学杂志，2011，17(13)：289-291.

麻黄连翘赤小豆汤

原文： 伤寒瘀热在里，身必黄，麻黄连翘赤小豆汤主之。(262)

病因病机： 里湿内热，不得外越，瘀阻于内。

辨证要点： (湿热＋伤寒表证)黄疸身黄并见有太阳伤寒表证，表实无汗者。

功效： 解表散邪，清热利湿。

现代临床应用： 皮肤病如急性湿疹、荨麻疹、脂溢性皮炎、皮肤瘙痒症等；泌尿系疾病如急慢性肾小球肾炎、肾盂肾炎、膀胱炎等；湿热黄疸、小便不利者，见于急性黄疸性肝炎、肝硬化腹水、术后黄疸、妊娠期黄疸等。

医案： 陈某，男，35 岁，以“纳差、厌油、尿黄 1 周”于 2008 年 3 月 5 日入院。症见：恶寒低热，身目俱黄，纳差，厌油，腹胀，小便短黄，舌质红苔白，脉数。实验室检查：肝功能检查示总胆红素 102 μmol/L，直接胆红素 88 μmol/L，总蛋白 72.33 g/L，白蛋白 41.25 g/L，谷丙转氨酶 2 148 U/L，谷草转氨酶 2 049 U/L。抗 HAV-IgM(－)，HBV-IgM(－)，抗 HCV-IgM(－)，抗 HCV-IgG(－)，抗 HEV-IgM(＋)，抗 HEV-IgG(－)。腹部 B 超提示符合黄疸肝炎声像图，胆囊继发改变。诊断：病毒性肝炎(戊型)急性黄疸型。证属阳黄兼表证。治以清利湿热，发汗利水。予以麻黄连翘赤小豆汤(麻黄 6 g，连翘 9 g，杏仁 9 g，赤小豆 30 g，桑白皮 10 g，生姜 6 g，大枣 12 枚，炙甘草 6 g)7 剂，水煎服，日 1 剂，分 2 次口服。并配合西药护肝治疗。二诊，患者无恶寒发热，身目黄染大部消退，微厌油，纳食增加，腹胀好转，小便黄，大便稍干，舌质红苔白，脉微数。表邪已去，予以清利湿热，以茵陈蒿汤加减治疗 1 周，黄疸消退，诸症消失。复查肝功能正常。

按语： 本案乃风寒外束肌表，湿热郁蒸于里，肺气郁闭，湿热之邪不得宣散与下行，熏蒸肝胆，胆汁不循常道外浸肌肤而发黄，初起寒热，身目不黄，继而则必发黄。《伤寒论》曰："伤寒瘀热在里，身必黄，麻黄连翘赤小豆汤主之。"方中麻黄、杏仁、生姜散邪；连翘、赤小豆、桑白皮清泄湿热退黄；大枣、炙甘草调和脾胃。全方共奏发汗利水、宣通全身气机之效，实为治疗阳黄兼表之良方。

——邵先志. 陈新胜治疗黄疸验案三则[J]. 湖北中医杂志，2013，35(5)：22-23.

2 阳明黄疸

● 茵陈蒿汤

原文： 阳明病，发热汗出者，此为热越，不能发黄也。但头汗出，身无汗，剂颈而还，小便不利，渴饮水浆者，此为瘀热在里，身必发黄，茵陈蒿汤主之。(236)

伤寒七八日，身黄如橘子色，小便不利，腹微满者，茵陈蒿汤主之。(260)

谷疸之为病，寒热不食，食即头眩，心胸不安，久久发黄，为谷疸，茵陈蒿汤主之。(《金匮要略·黄疸病脉证并治第十五》)

病因病机： 阳明里热炽盛，与湿相搏，壅滞于里，湿无出路；或谷气不消，与湿热相瘀因而发黄。仲景制定茵陈蒿汤明确指出其病机乃“瘀热在里”，这也为后世治疗湿热黄疸规范了“清”和“利”的基本大法。

辨证要点： （阳明里热＋热重于湿）身黄如橘子色，头汗，心胸不安，腹满不食，小便不利。

功效： 清利湿热，泻热导滞，使湿热之邪下有出路，从小便而走。如此热清、湿去，则黄退病除。

现代临床应用： 重症肝炎、淤胆型肝炎、急性黄疸性肝炎、急性胆囊炎、胆石症、母乳性黄疸、急性胰腺炎、痤疮、崩漏等辨证属湿热蕴结于肝胆的实证。

医案： 齐某，男，32 岁，2001 年 1 月 28 日就诊。有肝炎病史 10 余年，常反复发作，发作时伴有黄疸。近期病情加剧，纳呆乏力，全身黄染，精神烦躁，时有昏睡，诊为重症肝炎，肝性昏迷，经西医治疗效果不佳。中医会诊见昏昏思睡，巩膜及皮肤深度黄染，腹胀，无移动性浊音，肝右胁下触及、中等硬度，脾左胁下 4 cm，舌质红，苔黄腻，脉细数；胆红素 105 μmol/L，锌浊度试验 17 U，谷丙转氨酶 240 U/L。证属湿热夹毒，热毒炽盛。治宜清热利湿，凉血解毒。处方：茵陈蒿 60 g，栀子 15 g，大黄 20 g，黄连 10 g，黄柏 30 g，茯苓 50 g。每日 1 剂，水煎服。另配合能量合剂及降血氨药物，3 剂后神志略清，继服 4 剂，神志清醒，小便量多色深似浓茶，黄染减退。再按原方加减服 40 剂食欲大增，体力增加，小便清，肝功能除谷丙转氨酶 80 U/L 外，余正常；后用逍遥散加减调理，追访 2 年未复发。

按语： 茵陈蒿汤治疗急性黄疸性肝炎已多有文献报道。茵陈蒿汤以茵陈蒿为主药，疏肝利胆，清热利湿，使邪从小便而去，配伍大黄泻下通便行滞，使邪从大便而去，以栀子清热，使邪从外而去，再配伍一众利湿活血药，加强疏肝并起到活血退黄的作用。

——黄尚书．茵陈蒿汤急症运用举隅[J]．中国中医急症，2003，12(2)：182.

栀子大黄汤

原文： 酒黄疸，心中懊憹，或热痛，栀子大黄汤主之。（《金匮要略・黄疸病脉证并治第十五》）

病因病机： 湿热黄疸，上焦有热。

辨证要点： （上焦热＋心烦懊）湿热蕴结于中，蒸于上焦，发为黄疸。此方重在上焦有热，且热重于湿，以热、烦为主症。

功效： 栀子大黄汤的组成兼具了栀子豉汤和小承气汤的组方规律，功在清心除烦，泻热祛湿。

现代临床应用： 新生儿病理性黄疸、黄疸性肝炎、脂肪肝、急性胰腺炎、糖尿病性便秘、复发性口腔溃疡等。

医案： 患者，男，42 岁。身兼多职，应酬繁多，甚者酗酒失态，坐卧不宁，心中懊侬，烦闷躁扰。于 1993 年突发黄疸，身、目、尿黄，低热口渴，便难而小便不利，肝区胀满。肝功能：黄疸指数（＋＋），谷丙转氨酶 210 U/L。B 超示脂肪肝，酒精肝。舌质深红，苔黄而干，脉弦滑稍数。辨证：湿热蕴郁，疏泄不利，酒毒入血，肝脏受损。治法：清热利湿，解毒退黄，养肝保肝，消氧自由基。方药：栀子大黄汤加味。组成：栀子 15 g，大黄 12 g，枳实 15 g，淡豆豉 10 g，郁金 18 g，板蓝根 40 g，连翘 30 g，金钱草 30 g，茵陈 30 g，瞿麦 30 g，葛花 30 g。1 剂/日，水煎分早晚 2 次温服。复诊：药服 7 剂，便通尿爽，黄疸退半，烦除神安，安然入寐，肝区胀减。继服上方 10 剂，黄疸尽退，脉静身凉，精神好，有食欲。但脂肪肝依然存在，后按上方加山楂 30 g，决明子 20 g，虎杖 18 g，胆南星 10 g，山茱萸 20 g，女贞子 30 g，墨旱莲 20 g，效果满意。

按语： 本方证除适用酒疸之心中懊侬或热痛外，还当见烦躁不眠，大便难，小便不利，口干烦渴，身黄如橘子色。方中以栀子为主药，清心除烦，解毒退黄，淡豆豉透解郁热，除烦懊；配大黄、枳实消积泻热，催胆疏肝，下气除满。若再配葛花、茵陈、郁金、连翘，其效更佳。

栀子大黄汤意在清上泄下，透解郁热，凉膈除烦，凡伤寒温病久羁，蕴郁三焦，出现高热不退，心烦懊，口干舌红，便干不下，取之捷效。若热邪蕴蒸日久，气分燥热不解，上灼心肺，下燥肠腑，出现咳嗽痰黄，呼吸急促，日晡潮热，躁扰不宁，脉数实有力者，上方配生石膏 30 g，知母 15 g，杏仁 10 g，连翘 20 g，薄荷 6 g，随即转安。

——陈锐. 栀子大黄汤临床新用[J]. 中国社区医师，2011，27(31)：14.

大黄硝石汤

原文： 黄疸腹满，小便不利而赤，自汗出，此为表和里实，当下之，宜大

黄硝石汤。(《金匮要略・黄疸病脉证并治第十五》)

病因病机： 里实有热，蒸腾于外。

辨证要点：（阳明里实＋二便不利）身黄黄色鲜明，腹满便结，小便不利，自汗。

功效： 清热退黄，攻下里实。

现代临床应用： 黄疸、肝炎、肝硬化腹水等。

医案： 患者，男，49 岁。酗酒成疾，暴发黄疸，烦躁不宁，呕吐胆汁，胁肋胀痛，心下痞满，厌油无食欲，面赤口渴，大便数日不行，午后低热，头晕目眩，小便短赤，胸前赤痣，身发瘙痒。舌质深红少苔，脉弦细且数。肝功能：血清总胆红素 45 μmol/L，谷丙转氨酶 1 250 U/L。B 超示有肝衰减波、胆囊增大、脂肪肝。诊断：重型肝炎伴早期肝硬化。辨证：酒毒燔血，肝脏受损，实热壅阻，胆疏不利。治法：泻热解毒，活血养肝，攻下实热，利胆退黄。方药：大黄硝石汤加味。组成：栀子 15 g，大黄 15 g(后下)，黄柏 10 g，硝石 10 g，郁金 20 g，茵陈 40 g，金银花 40 g，连翘 30 g，丹参 18 g，牡丹皮 15 g，女贞子 30 g，墨旱莲 20 g。1 剂/日，水煎分早晚 2 次温服。复诊：药服 12 剂，烦闷躁扰，面赤口渴大有好转，便畅尿利，黄疸消退，心下逆满渐平，但胁肋仍有痛感，食纳欠佳，依上方加青皮、陈皮各 12 g，焦三仙 40 g。连服 14 剂，病情趋向好转，毒热炎势消退，营血被灼，心神不宁消失，黄疸尽退，无恶心感，舌红苔薄，脉转弦缓。复查肝功能：血清总胆红素接近正常，谷丙转氨酶降至 45 U/L，后以保肝养肝药长期服用，以资巩固，戒酒勿劳为首务，以防反弹。

按语：《金匮要略・黄疸病脉证并治第十五》提出，黄疸患者腹部胀满，小便排出不顺畅且溲赤，自汗，这就是表和里实，应该选用大黄硝石汤治疗。大黄硝石汤由大黄、黄柏、硝石、栀子等 4 味药物组成。张家礼认为大黄荡涤瘀热内结，通泄中焦肠胃积滞；黄柏、栀子性味苦寒，清利上下二焦肝胆之湿热；用硝石在于苦寒泻热之中，逐瘀以消坚满，而且与大黄同入血分，可以从大便排出胃肠湿热，共同组成攻下荡热之重剂。大黄硝石汤适用于湿热黄疸且热重于湿、湿热内结之阳黄。虽然与茵陈蒿汤都用于治疗热重于湿的黄疸，但治疗的病变部位不同。茵陈蒿汤重点以胃肠、腹部为病变部位，以清泻为主；而大黄硝石汤重点以肠为病变部位，以攻下为主。辨证要点：自汗，二便秘结，脉滑数有力。

——王春吉，吴百灵. 仲景治黄组方现代应用总结[J]. 内蒙古中医药，2019，38(12)：146-147.

栀子柏皮汤

原文： 伤寒身黄发热，栀子柏皮汤主之。(261)

病因病机： 伤寒湿热相蒸，壅滞气机，熏蒸肝胆。

辨证要点： (热重湿轻＋烦＋热)形似太阳伤寒，黄疸身黄鲜明如橘，见烦热急迫，热重于湿，无二便不利，不可下者。

功效： 清泄湿热，利胆退黄。

现代临床应用： 急性黄疸性肝炎、传染性肝炎、胆囊炎、放射性肠炎、直肠癌、尿路感染、钩端螺旋体病发黄、痤疮、皮疹等。

医案： 李某，男，35 岁，1998 年 8 月就诊。患传染性黄疸性肝炎，在某医院传染科住院治疗 1 月余，已服中药 20 余剂，均为甘露消毒丹、茵陈蒿汤加减及利湿药等，但黄疸仍未消退，查谷丙转氨酶 480 U/L，谷草转氨酶 260 U/L，总胆红素 76 μmol/L，直接胆红素 45 μmol/L。症见面、目、皮肤发黄，黄色鲜明如橘，身热，心烦，胸胁隐痛，小便短赤，舌红苔黄燥，脉滑数。辨证为热盛湿轻。治以苦寒燥湿，泻火解毒。方用栀子柏皮汤加味。黄柏 20 g，栀子 15 g，黄芩 12 g，板蓝根 30 g，蒲公英 30 g，虎杖 30 g，半枝莲 15 g，甘草 3 g。水煎，日 1 剂，分 3 次服。服 6 剂后黄疸消退，症状消失。上方加白芍、生地黄续服，查肝功能正常而愈。

按语： 若阳明湿热为患，身黄，以发热为重，未见腹满成实者，乃湿热郁遏于里，不得宣泄所致，治以栀子柏皮汤清热利湿退黄。方中栀子苦寒，善清内热，治郁热结气，泄三焦之湿，使湿从小便而出。黄柏苦寒，清热燥湿，治五脏肠胃热结发黄。甘草，甘缓和中，防栀子、黄柏苦寒伤胃。诸药伍用，有清热泄湿退黄之功，适用于里热重而湿轻未实之阳黄证。诚如尤在泾言："此瘀热而未实之证，热瘀故身黄，热未实，故发热而腹不满。栀子撤热于上，柏皮清热于下，而中未及实，故须甘草以和之。"

——李丽，王苹. 试论《伤寒论》之"阳明发黄证"[J]. 吉林中医药，2012，32(12)：1191-1192，1195.

硝石矾石散

原文： 黄家日晡所发热，而反恶寒，此为女劳得之。膀胱急，少腹满，身尽黄，额上黑，足下热，因作黑疸。其腹胀如水状，大便必黑，时溏，此女劳之病，非水也。腹满者难治。硝石矾石散主之。(《金匮要略·黄疸病脉证并治第十五》)

病因病机： 黄疸病后期，正气已虚，湿热夹瘀为患。

辨证要点： (湿热+瘀+虚)见日晡时分发热恶寒，下焦瘀热，腹满便溏。

功效： 祛湿泻热，消瘀补正。

现代临床应用： 此方不仅可以治疗现代溶血性黄疸，还可以治疗慢性活动性肝炎、病毒性淤胆型肝炎、肝硬化腹水、急性传染性肝炎、肝胆结石、脾大等疾病。

医案： 吴某，女，23岁，农民。患者身黄、目黄、小便黄赤1个月，在家服中西药，治疗不效，又住院治疗13日，黄疸加剧，于1990年9月15日转我院就诊。入院后用茵陈五苓散等治疗仍不效。1990年9月26日查房时见全身皮肤发黄，色暗，皮肤瘙痒，脘腹胀闷，恶心，舌苔白滑，质淡红，脉弦。查体所见：双眼巩膜黄染，肝在右肋缘下2 cm处。肝功能检验：黄疸指数180 μmol/L，处以茵陈术附汤加味治之，服14剂黄疸仍不退，皮肤瘙痒加剧，胁下痞坚。查：尿胆原(+++)、尿胆红素(+++)、尿胆素(+)。治以消坚燥湿、利胆退黄。用硝石巩石散：火硝1.5 g，皂矾1.5 g，两药研细，日3次，用大麦粥送服。当日服药后身热、有微汗出，次日大便发黑；1周后身黄稍退，皮肤瘙痒明显减轻。1990年10月10日复查肝功能：黄疸指数56 μmol/L，尿胆原、尿胆红素、尿胆素阴性，服药至1990年10月29日身黄已明显消退，余症亦减。舌苔薄白，质淡红，脉缓而有力。肝功能：黄疸指数28 μmol/L。患者要求出院治疗，出院后仍以皂矾、火硝各0.5 g，每日2次，继以大麦粥送服，2个月后复查肝功能已正常，黄疸已退，惟感脘腹胀闷，遂停服硝石矾石散，以香砂六君子汤化裁为末药善后，半年后恢复正常。

按语： “硝石矾石散”乃张仲景为“女劳疸”所设，方中火硝入血而消坚，其矾石1味，究为白矾还是皂矾，《金匮要略》未能明确，后世医家也多存疑而不定，近代张锡纯明确指出矾石应为皂矾，从《金匮要略》服后“大便正黑”一句来看，正是皂矾含硫酸亚铁所致，该药可入血分而胜湿，退黄之功优于白矾，用大麦粥送服意在护胃气，合而用之，奏消坚燥湿退黄之效。

——何贤.黄疸治验1例[J].甘肃中医，1992(2)：28.

3 少阳黄疸

小柴胡汤

原文： 诸黄，腹痛而呕者，宜柴胡汤。(《金匮要略·黄疸病脉证并治第十五》)

病因病机： 少阳经气不利，肝胆郁热，湿热相合，疏泄不利。

辨证要点： （少阳证＋湿热）黄疸身黄（包括谷疸、酒疸、女劳疸），兼见小柴胡汤证，如往来寒热，胸胁苦满，嘿嘿不欲饮食，心烦喜呕，口苦，咽干，目眩等。

功效： 和解少阳，祛湿退黄。

现代临床应用： 慢性肝炎、肝硬化、急慢性胆囊炎、胆结石、胆汁反流性胃炎、胃溃疡、急性胰腺炎、流行性感冒、疟疾、淋巴腺炎、睾丸炎、急性肾盂等见少阳证者。

医案： 蔡某，女，49 岁，1989 年 11 月 13 日初诊。患者近 1 个月来皮肤轻度发黄，但目黄不明显，兼见头晕身困，口干而苦，食欲不振，胸脘痞闷，小便短少而黄，舌质红苔黄腻，脉弦数。胆红素偏高。证属湿热内蕴证，治以清热利湿退黄之法，拟小柴胡汤加减。处方：柴胡 5 g，黄芩 5 g，清半夏 5 g，杭白芍 10 g，绿枳壳 6 g，粉甘草 3 g，绵茵陈 15 g，玉米须 15 g，板蓝根 12 g，薏苡根 12 g。7 剂，水煎服。1989 年 11 月 20 日复诊：服前药后，皮肤色黄及小便黄均有减退，尿量增多，胸脘仍痞闷，食欲不振，守前法，前方加减。处方：柴胡 5 g，黄芩 5 g，清半夏 5 g，杭白芍 10 g，绿枳壳 6 g，粉甘草 3 g，茯苓 12 g，麦芽、谷芽各 15 g，绵茵陈 20 g，玉米须 15 g，板蓝根 12 g，薏苡根 12 g。5 剂，水煎服。患者又复诊 2 次，仍按上方加减，药后黄疸已退，复查胆红素已恢复正常，余症亦除。

按语： 湿热型黄疸是由于湿热之邪阻遏中焦，而致脾胃升降失司，肝胆疏泄失常，胆液不循常道，溢于肌肤或渗入血液，而出现黄疸。俞慎初教授认为，本病病因是湿热之邪所致，其病变脏腑是肝胆失其疏泄，胆液不循常道而外溢肌肤。足少阳之脉络肝属胆，肝胆失疏泄，能导致经气不利。若疏解少阳，有助于清利肝胆湿热。所以治黄疸，可在小柴胡汤的基础上，再根据病情而随症加减。

——刘德荣，吴方真. 俞慎初教授运用小柴胡汤临床经验[J]. 福建中医药，2021，52(3)：36-37.

大柴胡汤

原文： 太阳病，过经十余日，反二三下之，后四五日，柴胡证仍在者，先与小柴胡。呕不止，心下急，郁郁微烦者，为未解也，与大柴胡汤，下之则愈。(103)

伤寒发热，汗出不解，心中痞硬，呕吐而下利者，大柴胡汤主之。(165)

按之心下满痛者，此为实也，当下之，宜大柴胡汤。(《金匮要略·腹满寒疝宿食病脉证治第十》)

病因病机： 感受湿热之邪，郁而不达，蕴结于脾胃，郁蒸于肝胆，使肝气郁结，胆道受阻。

辨证要点： (少阳湿郁＋热结里实)黄疸身黄，兼见大柴胡汤证，如往来寒热，胸胁苦满，呕不止，郁郁微烦，心下痞硬，或心下满痛，大便不解，或协热下利等，脉洪大而实者。

功效： 转少阳之枢机，疏肝利胆，清热祛湿。

现代临床应用： 急慢性阻塞性黄疸、急性胰腺炎、急性胃脘痛、急慢性胆囊炎、胆结石、胆道蛔虫症、肝炎、肝癌等。

医案： 赵某，男，55 岁，1997 年 3 月 2 日初诊。患者 1995 年因患胆石症行胆囊切除术。术后半年胸胁胀满、疼痛，伴口苦泛酸、纳呆、身目俱黄，小便色黄，大便色淡、灰白。曾到医院就诊，给予支持疗法，药以肌苷、肝必复等，因疗效不佳，故前来本院中医科就诊。查体：患者面目俱黄，伴右侧胁部压痛，平素食少纳呆，胸胁胀痛，舌质红、苔黄腻，脉弦数。B 超检查提示：肝脏略大，胆囊未见。西医诊断为术后阻塞性黄疸，中医诊断为黄疸。乃因肝气不疏，湿热中阻，瘀滞胆道，使胆汁外溢，身目黄染。治宜疏肝理气、除湿退黄、清热。方药：柴胡、白芍、陈皮各 12 g，黄芩、茵陈、龙胆草、郁金、当归各 9 g，山楂 18 g，大黄、川楝子、木通各 6 g。水煎服，每日 1 剂，早晚服。治疗 3 日后，黄疸退，诸症好转。再继续治疗 3 日后痊愈。随访至今，未见复发。

按语： 大柴胡汤出自《伤寒杂病论》。原方义为和解少阳，内泻热结，治疗少阳、阳明合病。笔者遵原方义，师古而不泥古，在临床中以大柴胡汤和解、调理气机、清热、除湿功效治疗阻塞性黄疸。其中柴胡、黄芩、龙胆草、川楝子疏肝理气清热；当归养血和营、缓急止痛；茵陈、郁金、大黄、木通清热利湿、退黄疸；陈皮、山楂健脾消食。诸药合用使肝气疏、湿邪清、胆汁分泌与排泄正常，达到治疗目的。在临床中可根据阻塞性黄疸的发病机制进行不同的加减治疗以使疗效佳、收效快。

——李海成. 大柴胡汤治疗阻塞性黄疸5例[J]. 新疆中医药，2001，19(3)：84.

4 太阴黄疸

小建中汤

原文： 男子黄，小便自利，当与虚劳小建中汤。(《金匮要略·黄疸病脉证并治第十五》)

病因病机： 素体脾胃虚弱，或因失治误治，湿困中焦，湿从寒化，郁遏在里，肝失疏泄，胆失常道。

辨证要点： (身目暗黄＋脾胃虚寒)黄疸见黄色晦暗，无发热，邪少虚多，小便色黄不利，大便不实或溏。

功效： 补脾助运，祛湿退黄。

现代临床应用： 多用于治疗慢性乙型肝炎、溶血性黄疸、胆汁淤积性黄疸、胆心综合征、肝硬化/肝癌后期黄疸并发症等。

医案： 南某，男，35岁，1983年7月就诊。巩膜及全身皮肤黄染，色晦暗，困乏无力，恶心呕吐，舌质淡红，苔白滑积垢，脉沉迟无力。诊为阴黄。服茵陈术附汤、茵陈四逆汤等，黄染不退，病情日趋加重，恶心呕吐，不思饮食。余沉思良久，宗《金匮要略》明训“男子黄，小便自利，当与虚劳小建中汤”的启示，试服之，药后黄染很快消退，呕吐止，饮食增加。不数日而病痊愈。后凡遇阴黄患者，以小建中汤加生黄芪、炮附片服之，均获良效。

按语： 小建中汤方，部分医家认为治疗虚黄、萎黄，但虚黄、萎黄与黄疸不同，双目不黄，其色浅淡。阴黄属黄疸病，巩膜及全身皮肤黄染，色泽晦暗。金寿山教授言："本方证有认为不是黄疸，属萎黄病，是所见不广，主观臆测。"据临床验证，本方加生黄芪、炮附片治疗阴黄，效若桴鼓。笔者认为，阴黄的病理如前贤所述，脾阳虚弱，寒湿在脾，肝邪乘脾，致伤中气。脾阳虚不能运化寒湿，胆液蓄积在脾，熏染肌肤而色黄。小建中汤方，即桂枝汤倍加白芍，再加饴糖。白芍为太阴脾经引经药，扶土抑木，加饴糖益气补中，诸药协同，共奏温中健脾、益气补虚，增强脾的健运功能，达到退黄的目的。再加生黄芪益气，炮附片温阳散寒。增强小建中汤益气、健脾、散寒之力。茵陈本为退黄圣药，阴黄为何不宜用茵陈。《本草从新》茵陈条："阴黄宜温补，若用茵陈，多致不救。"《黄帝内经》曰："谨守病机，各司其属，有者求之，无者求之，……必先五胜，疏其气血，令其调达，乃致和平。"笔者认为，治黄不可以黄为意，应以病机为主，通过临床实践证明，小建中汤加生黄芪、炮附片治疗阴黄其效甚捷。以此推断金匮小建中汤就是古人治疗阴黄的主方。

——张尔新.用小建中汤治疗阴黄的体会[J].甘肃中医，1996，9(2)：24-25.

便　秘

便秘是指粪便在肠内滞留过久，秘结不通，排便时间延长，或周期不长，但粪质干结，排出艰难，或粪质不硬，虽有便意，但排而不畅的病证，可见于多种疾病：①炎症性肠病、肿瘤、疝、直肠脱垂等导致功能性出口梗阻，引起排便障碍；②糖尿病、尿毒症、脑血管意外、帕金森病等；③精神心理疾病；④长期使用泻药、阿片类镇痛药、抗胆碱药物、抗抑郁药、钙通道阻滞剂等。

《伤寒论》中涉及便秘的条文共计78条，其具体描述为大便难、大便硬、不大便、脾约、燥屎、阳结、阴结等，多见于"辨阳明病脉证并治"篇中，其中以承气汤方、麻子仁丸等为代表；"辨太阳病脉证并治"及"辨少阳病脉证并治"篇中亦有散在相关记载。此外，《伤寒论》首次记载了关于便秘的外治法，即肛门直肠给药方式，如用蜜煎导纳入肛门、猪胆汁方灌肠等，开创了便秘中医外治法之先河。

1　太阳便秘

桂枝汤

原文： 伤寒不大便六七日，头痛有热者，与承气汤。其小便清者，知不在里，仍在表也，当须发汗。若头痛者，必衄。宜桂枝汤。(56)

病因病机： 太阳经阳气过重，风寒外束肌表，肺失肃降，肺与大肠相表里，肠腑气机不降，传导失司，营卫功能失调，营气不能下润肠道致秘。

辨证要点：（表虚证＋便秘）发热头痛，大便六七日未行，小便清白。

功效： 解肌祛风，调和营卫。

现代临床应用： 外感疾病及内、外、妇、儿、皮肤等科中医辨证属于营卫不和者。

医案： 儒者吴君明，伤寒六日，谵语狂笑，头痛有汗，大便不通，小便自利。众议承气汤下之，李中梓诊其脉浮而大，因思仲景曰：伤寒不大便六七日，头痛有热，小便清者，知不在里，仍在表也。方今仲冬，宜与桂枝汤。众皆咋舌，以谵狂为阳盛，桂枝入口必毙矣。李中梓曰："汗多神昏，故发谵妄，虽不大便，腹无所苦，和其荣卫，必自愈耳。遂违众用之。及夜而笑语皆止，明日大便自通。"

按语： 本案引《伤寒论》第56条，此证用桂枝汤的着眼点，外证虽有"谵语狂笑、大便不通"的实证，但未见潮热、腹满拒按、脉实等可施以攻法的依据，而凭"头痛有汗、脉浮大"的表证表脉，辨为表证，故一用桂枝汤而谵语止，大便通，即所谓"外疏通，内畅遂也"。

——刘晓芳，周波.李中梓辨治头痛验案举隅[J].中医药导报，2018，24(10)：128-129.

五苓散

原文： 太阳病，寸缓关浮尺弱，其人发热汗出，复恶寒，不呕，但心下痞者，此以医下之也。如其不下者，病人不恶寒而渴者，此转属阳明也。小便数者，大便必硬，不更衣十日，无所苦也。渴欲饮水，少少与之，但以法救之。渴者，宜五苓散。(244)

病因病机： 太阳中风已罢，热传于里而转属阳明。水不化气，小便频数，损伤津液，如此渐进多日，津滞不布，则大便硬、难解。

辨证要点：（水气不化＋津停）不恶寒，渴欲饮水仍不解渴，大便数日未行，小便频数。

功效： 化气利水，调节津液。

现代临床应用： 习惯性便秘等中医辨证属于津液不调、水毒蓄积者。

医案： 张某，女，50余岁，1982年4月16日初诊。自述大便困难，5～7日解便1次，服药无效6年。询知曾服"酚酞片""上清丸""麻仁丸"等药，常服之即通，次日又秘，治疗数年，终未痊愈。现除四肢乏力外，别无所苦，观面色淡黄,舌淡苔白滑,切得六脉均缓。处方:桂枝 15 g,白术 20 g,茯苓 20 g,猪苓 12 g,泽泻 12 g。水煎服,每日 1 剂,6 剂。1982 年 4 月 23 日二诊:服 1 剂后,大便日 2 次,连服 6 剂后,大便日 1 次。

按语: 陈潮祖老先生谓:"便秘一证,无非四种基本病理,一是阴津枯竭,二是水津不布,三是传导无力,四是三焦气滞。今患者面色淡黄,舌淡脉缓,身软无力,显系肾的气化不及,以致水精不能四布,五经不能并行,虽有湿滞体表征象,肠道却见燥涩,与水肿而兼便秘同理。用此方化气行水,令其水精四布,内渗肠道,大便自然正常。医者但知五苓散能治气化失常的泄泻,不知能治气化不行的便秘,是对《黄帝内经》'水精四布,五经并行'之理未透彻理解,亦对治病求本之旨尚未彻底明了。"

从条文看五苓散,其治症皆因脾运化失职、肾气化不及,引起水液代谢失衡、水毒蓄积所致。陈潮祖老先生据《黄帝内经》中"水精四布,五经并行"之论,提出"津滞不布之便秘",用五苓散化气行水以通便,不仅拓展了五苓散的临床应用范围,而且对指导便秘治疗也有较大的现实意义。

——贾波,沈涛. 陈潮祖医案精解[M]. 北京:人民卫生出版社,2010.

2 阳明便秘

原文: 问曰:病有太阳阳明,有正阳阳明,有少阳阳明,何谓也?答曰:太阳阳明者,脾约是也;正阳阳明者,胃家实是也;少阳阳明者,发汗利小便已,胃中燥烦实,大便难是也。(179)

阳明之为病,胃家实是也。(180)

问曰:何缘得阳明病?答曰:太阳病,若发汗,若下,若利小便,此亡津液,胃中干燥,因转属阳明。不更衣,内实,大便难者,此名阳明也。(181)

伤寒脉浮而缓,手足自温者,是为系在太阴。太阴者,身当发黄,若小便自利者,不能发黄。至七八日大便硬者,为阳明病也。(187)

阳明病,本自汗出,医更重发汗,病已差,尚微烦不了了者,此必大便硬故也。以亡津液,胃中干燥,故令大便硬。当问其小便日几行,若本小便日三四行,今日再行,故知大便不久出。今为小便数少,以津液当还入胃中,故知不久必大便也。(203)

大陷胸汤

原文： 太阳病，重发汗而复下之，不大便五六日，舌上燥而渴，日晡所小有潮热，从心下至少腹硬满，而痛不可近者，大陷胸汤主之。(137)

病因病机： 太阳病误汗、误下之后津液耗伤，邪热内陷，与水饮之邪相结于胸膈，导致腑气不通，证属太阳阳明。

辨证要点： (水热互结＋腑实不通)心下硬满，甚则从心下至少腹硬满而痛不可按，短气烦躁，头汗出，大便秘结，日晡所小有潮热，口渴不多饮，苔黄腻或黄厚而燥，脉沉紧。

功效： 泻热逐水破结。

现代临床应用： 肠梗阻、急性胆囊炎、急性胰腺炎、腹膜炎等辨证属实热病邪结聚于胸腹者。

医案一： 沈家湾陈姓孩，年十四，独生子也。一日忽得病，邀余出诊，脉洪大，大热，口干，自汗，右足不得伸屈，病属阳明，然口虽渴，终不欲饮水，胸部如塞，按之似痛，不胀不硬，又类悬饮内痛。大便 5 日未通，上湿下燥，于此可见，且太阳之湿内入胸膈，与阳明内热同病。不攻其湿痰，燥热焉除？于是，遂书大陷胸汤与之，制甘遂 4.5 g，大黄 9 g，芒硝 6 g。服后大便畅通，燥屎与痰涎先后俱下，已安适矣，其余诸恙，均各霍然。

按语： 本案见“大热、渴不欲饮、心胸窒痛、脉洪大”等症，证属太阳阳明，为上有痰饮内停，下有燥屎结聚，外有太阳之湿，内有阳明之热，相互结聚于胸膈脘腹所致。大陷胸汤可攻其痰湿，下其燥热，待邪从前后分下，则体腔坦荡，诸症自消。

——曹颖甫. 经方实验录[M]. 2 版. 北京：中国医药科技出版社，2019.

医案二： 邬某，男，28 岁，农民。寒热倦怠，前医以表解法不效，继用润下又不下，病势趋重，远道前来求治。至发病已 6 日，头痛项微强，热甚气促，不咳。按脘腹痞满而痛，寸脉浮而关脉沉，舌苔黄糙，此为伤寒大结胸证，以仲景之法，当下之，拟大陷胸汤方。生大黄 18 g，元明粉 12 g，甘遂 9 g，粳米一撮。患者借宿邻近客栈，服第一剂药后约 4 小时，得畅泻积粪。傍晚其家属前来，容貌喜悦曰：“是否继服二剂？余告以再服无害。”越二日已能行起。

按语： 大陷胸汤由大黄、芒硝、甘遂三味药组成。方中甘遂辛苦而寒，是泻水逐饮的峻药，长于泻胸腹积水；大黄、芒硝，泻热散结，与甘遂配合，而成泻热逐水的峻剂，须见脉证俱实方可使用。服药后水热从大便而出，应注意中病即止，以免过服伤正。

——钟一棠.钟纯泮先生诊余案录[J].浙江中医杂志，1964，7(12)：9.

大承气汤

原文： 阳明病，脉迟，虽汗出不恶寒者，其身必重，短气，腹满而喘，有潮热者，此外欲解，可攻里也。手足濈然汗出者，此大便已硬也，大承气汤主之。若汗多，微发热恶寒者，外未解也，其热不潮，未可与承气汤。若腹大满不通者，可与小承气汤，微和胃气，勿令致大泄下。(208)

伤寒若吐若下后不解，不大便五六日，上至十余日，日晡所发潮热，不恶寒，独语如见鬼状。若剧者，发则不识人，循衣摸床，惕而不安，微喘直视，脉弦者生，涩者死。微者，但发热谵语者，大承气汤主之。若一服利，则止后服。(212)

阳明病，谵语有潮热，反不能食者，胃中必有燥屎五六枚也。若能食者，但硬耳，宜大承气汤下之。(215)

汗出谵语者，以有燥屎在胃中，此为风也，须下者，过经乃可下之。下之若早，语言必乱，以表虚里实故也。下之愈，宜大承气汤。(217)

二阳并病，太阳证罢，但发潮热，手足絷絷汗出，大便难而谵语者，下之则愈，宜大承气汤。(220)

阳明病，下之，心中懊憹而烦，胃中有燥屎者，可攻。腹微满，初头硬，后必溏，不可攻之。若有燥屎者，宜大承气汤。(238)

病人不大便五六日，绕脐痛，烦躁，发作有时者，此有燥屎，故使不大便也。(239)

病人烦热，汗出则解，又如疟状，日晡所发热者，属阳明也。脉实者，宜下之；脉浮虚者，宜发汗。下之与大承气汤，发汗宜桂枝汤。(240)

大下后，六七日不大便，烦不解，腹满痛者，此有燥屎也。所以然者，本有宿食故也，宜大承气汤。(241)

病人小便不利，大便乍难乍易，时有微热，喘冒不能卧者，有燥屎也，宜大承气汤。(242)

得病二三日，脉弱，无太阳柴胡证，烦躁，心下硬，至四五日，虽能食，以小承气汤，少少与，微和之，令小安，至六日，与承气汤一升。若不大便六七

日，小便少者，虽不受食，但初头硬，后必溏，未定成硬，攻之必溏；须小便利，屎定硬，乃可攻之，宜大承气汤。(251)

伤寒六七日，目中不了了，睛不和，无表里证，大便难，身微热者，此为实也，急下之，宜大承气汤。(252)

阳明病，发热汗多者，急下之，宜大承气汤。(253)

发汗不解，腹满痛者，急下之，宜大承气汤。(254)

腹满不减，减不足言，当下之，宜大承气汤。(255)

阳明少阳合病，必下利，其脉不负者，为顺也。负者，失也，互相克贼，名为负也。脉滑而数者，有宿食也，当下之，宜大承气汤。(256)

病因病机： 阳明燥热实邪积滞于内，腑气不通，燥屎内结。

辨证要点： (阳明腑实)痞、满、燥、实、坚，潮热、谵语，大便秘结，腹胀满绕脐痛、拒按，脉沉实有力，甚者昏不识人，热结旁流，喘冒。

功效： 峻下热实，荡涤燥结。

现代临床应用： 顽固性便秘、急性肠梗阻、急性胰腺炎、腹部手术后并发症等；流行性出血热、破伤风、流行性脑脊髓膜炎、流行性乙型脑炎、小儿肺炎等急性热病。

医案： 社友韩茂远，伤寒九日以来，口不能言，目不能视，体不能动，四肢俱冷，众皆曰阴证。比余诊之，六脉皆无，以手按腹，两手护之，眉皱作楚；按其趺阳，大而有力。乃知腹有燥屎也，欲予大承气汤。家属惶惧不敢进。余曰：吾郡能辨是证者，惟施笠泽耳。延至诊之，与余言若合符节。遂下之，得燥屎六七枚，口能言，体能动矣。故按手不及足者，何以救此垂危之证耶？

按语： 阳明里实，当有潮热、谵语、循衣摸床、手足濈然汗出等证。今病者口不能言、目不能视、体不能动、四肢俱冷、六脉皆无，极易辨为阳虚里寒证。但经李中梓精细诊察：见趺阳脉大而有力，腹部拒按，而诊断为阳明腑实证。重用大承气汤下之，力挽狂澜，转危为安。

——李中梓. 医宗必读[M]. 郭霞珍，等整理. 北京：人民卫生出版社，2006.

小承气汤

原文： 阳明病，潮热，大便微硬者，可与大承气汤；不硬者，不可与之。若不大便六七日，恐有燥屎，欲知之法，少与小承气汤，汤入腹中，转矢气者，此有燥屎也，乃可攻之。若不转矢气者，此但初头硬，后必溏，不可攻之，攻之必胀满不能食也。欲饮水者，与水则哕。其后发热者，必大便复硬而少也，以小承气汤和之。不转矢气者，慎不可攻也。小承气汤(209)

阳明病，其人多汗，以津液外出，胃中燥，大便必硬，硬则谵语，小承气汤主之。若一服谵语止者，更莫复服。(213)

阳明病，谵语发潮热，脉滑而疾者，小承气汤主之。因与承气汤一升，腹中转气者，更服一升，若不转气者，勿更与之。明日又不大便，脉反微涩者，里虚也，为难治，不可更与承气汤也。(214)

太阳病，若吐若下若发汗后，微烦，小便数，大便因硬者，与小承气汤和之，愈。(250)

病因病机： 实热内结，腑气不通。

辨证要点： (阳明腑实轻证)大便初头硬，后必溏，潮热谵语，腹满里急，脉滑而疾。

功效： 泻热通便，消滞除满。

现代临床应用： 肠梗阻、外科手术后胃肠功能异常、胆道蛔虫病、慢性肺源性肝病、急性病毒性肝炎、胃切除术后排空延迟症、儿科疾病及食管癌等。

医案一： 冉某，女，81岁。患者3年来大便燥结难下，每临厕努责，痛苦不堪，大便常七八日一行，甚有半月一解。自服番泻叶，初起有效，后效不佳。严重时，口唇肿大，口角、鼻旁生疮疔，口干苦，不欲饮，时有呕吐，胸闷气促，喘息不宁，烦躁欲死。患者素嗜好喝牛奶，形体肥胖，舌质红，苔黄厚腻，脉沉数。虑其为老年气虚便秘，施以小承气汤加减：藿香10 g，佩兰10 g，木香10 g，厚朴15 g，枳实10 g，制大黄15 g，党参20 g，当归20 g，白芍15 g，桃仁9 g，甘草5 g。1剂便解，自诉畅快，思饮食。守方继服，3剂后口角鼻旁疮疔消失，口唇无红肿。将制大黄减至6 g，再进5剂，大便正常。3日后再度便秘，再用上方数剂，未再复发。

按语： 大多数医家皆以小承气汤为峻下之剂，对于老年气虚便秘不轻易运用，其实不然。对于大黄，《医宗金鉴》云："味寡性缓，制小其腹，欲微和胃也。"本案中将生大黄改为制大黄，并加入党参、当归、白芍，以制大黄之性，助通导而不损正气，扶正气而不碍通导。

——王拥军.小承气汤临床举隅[J].实用中医内科杂志，1996，10(3)：37-38.

医案二： 患者，女，64岁。中风后半年，左侧半身不遂，大便秘结，腹中胀满而硬，烦躁易怒，口苦咽燥，舌红，苔黄，脉弦有力。中医辨证为痰热腑实，采用小承气汤：生大黄 9 g，厚朴 10 g，枳实 10 g。每剂水煎 2 次，煎出药液 2 000 mL 左右，待药液 40 ℃时，用纱布沐浴脐部、脐周处，并揉擦下腹部，每次 20 分钟，每日 2 次，3 日后大便自解，7 日后解便较容易，2 周后大便解下轻松。

按语： 脐即神阙穴，足阳明下夹脐；足太阴之筋，结于脐；足少阴之筋，下系于脐；冲脉者，起于气街，并足少阴之经，夹脐上行，至胸中而散，督脉少腹直上者，贯脐中央，故利用脐部皮肤结构有利于药物吸收的特点和经穴刺激作用，借助水温之力及药物本身功效，达到行气活血通腑之效，使气血调和，调整脏腑功能，治疗疾病。中风后患者多卧床，邪阻中焦，化热化燥而成腑实，中焦失于升清降浊，且胃为水谷之海，胃气主降，以降为顺，胃气不降则壅滞而致腹胀、便秘等症。肝为刚脏，主疏泄，喜条达舒畅而恶抑郁，焦虑、忧伤等情志变化又导致肝的疏泄功能失常，肝木乘土，横逆犯胃，亦使胃失和降，脾不升清，六腑壅积。大黄性猛善走，素有"将军"之称，可泻热通便，荡肠胃积滞，泻血分实热；厚朴宽肠行气，化滞除满，枳实下气消痞，二者助大黄推荡积滞以加速热结之通泄。诸药合用，共奏通便泻热、荡涤肠胃之功。

——刘耀东，段海平，孙丽萍，等. 小承气汤沐浴脐周治疗中风便秘[J]. 中国民间疗法，2010，18(5)：20.

调胃承气汤

原文： 伤寒十三日，过经谵语者，以有热也，当以汤下之。若小便利者，大便当硬，而反下利，脉调和者，知医以丸药下之，非其治也。若自下利者，脉当微厥，今反和者，此为内实也，调胃承气汤主之。(105)

阳明病，不吐不下，心烦者，可与调胃承气汤。(207)

太阳病三日，发汗不解，蒸蒸发热者，属胃也，调胃承气汤主之。(248)

伤寒吐后，腹胀满者，与调胃承气汤。(249)

病因病机： 燥热内盛，腑实初结，气滞不甚。

辨证要点： (里实热证)大便不通，蒸蒸发热，心烦，腹胀满。

功效： 泻热和胃，润燥软坚。

现代临床应用： 胰腺炎、肠梗阻、肝硬化腹水、脑卒中、子宫内膜异位症、外伤后肢肿等痰热瘀结之证。

医案： 王某，男，69 岁。大便艰涩不畅 5 年余，初则大便 3～4 日一行，近2年渐4～5日难得一行。前医投番泻叶、生大黄开水泡服，仅能图快一时，停药后便结如故。亦曾服便乃通、麻子仁丸、酚酞片等通便之品，甚或用开塞露暂解燃眉之急，但脘腹胀满，临厕努责，便秘终不得解。常伴夜寐多梦，纳食减少，气短乏力。舌淡紫，苔薄白，脉沉细。诊为习惯性便秘。证属气虚血亏，肺虚肠燥，瘀阻肠络，传导失司。拟益气养血，宣肺祛瘀，润肠通便之法。处方：杏仁12 g，桃仁12 g，炙紫菀30 g，瓜蒌子15 g，全当归15 g，生黄芪30 g，枳实12 g，桂枝10 g，生大黄10 g，桔梗5 g，甘草5 g。服药2剂后，便出燥屎数枚，继下稀便，顿觉脘腹舒畅；又进2剂，大便隔日一行，饮食增加；根据病情原方加减继服10剂，大便每日1次，精神转佳，诸症悉除。随后每1～2周随症加减服药1剂，3个月后停药，随访半年无复发。

按语： 本案处方为调胃承气汤加桂枝、桃仁，即桃核承气汤。桃核承气汤为治疗下焦蓄血发狂证而设，方中桃仁、生大黄、全当归祛瘀通络，活血润肠；杏仁、炙紫菀、瓜蒌子肃肺润肠；小量桔梗升提肺气；少量桂枝开通气机；更用枳实导滞通便；莱菔子下气除胀。诸药合用，共奏宣肺祛瘀、养血润肠、导滞通便之功。老年便秘多责于虚，便秘又历经泻剂猛攻，屡伤气血，加之久病气血虚弱，又有宿食停滞，阻滞气血，必兼有瘀，瘀阻肠道血行不畅而加重便秘。桃核承气汤，正切病机，故临证施用疗效显著。

——黄继荣．桃核承气汤加味治疗顽固性便秘32例[J]．河南中医，2004，24(8)：7．

蜜煎导

原文： 阳明病，自汗出，若发汗，小便自利者，此为津液内竭，虽硬不可攻下之，当须自欲大便，宜蜜煎导而通之。若土瓜根及大猪胆汁，皆可为导。(233)

病因病机： 胃肠津液被汗、尿所耗伤，致肠燥便秘。

辨证要点： (虚证便秘)大便阻滞于肛门，坚硬难下，而无腹痛、腹胀、日晡所发潮热、谵语等症状者。

功效： 蜜煎导补中益气润燥滑肠。

现代临床应用： 蜜煎导方可用于习惯性便秘、老年人功能性便秘、孕妇便秘、小儿便秘、产后便秘等。

医案： 患者，女，71岁。大便干结难下7年，加重2个月，伴腹胀纳呆，头晕头蒙，痛苦难忍，面黄乏力，血压高而难降，舌淡苔白少津，脉沉实。每日服用大黄碳酸氢钠片或通便灵，并常用开塞露灌肠，甚至家人用手指伸入肛门帮助排便，方下硬屎，便后周身顿感轻便。既往有尿毒症并行维持性血液透析治疗10年，现仍每周行3次血液透析治疗。又患慢性胆囊炎、胆结石6年余。消化道钡餐透视：慢性胃炎，胃肠蠕动功能减弱。西医诊断：老年功能性便秘。中医诊断：便秘，证属液亏肠燥，脾胃气虚。治宜补益脾胃，润燥通便。处方：蜜煎导方，1日1粒，纳入肛中塞用。最初几日，每用药30分钟许，患者即感腹中肠鸣，继之作痛，如厕排便，量少质干。数日后每次排便量逐渐增多，连续用药半个月，每次排便量已近于正常，且排出畅利，饮食增加，腹中松软。停药观察1个月，每2日自行大便1次。其后，患者间断使用本方，其他药物均已停用。

按语： 蜂蜜为百花之英，性味甘润，入脾、胃经，能补中益气，润燥，助太阴之开，具有导大肠之气下行、因势外导之用。蜂蜜除局部甘润滋养外，古代医家炼成挺子，纳入肛中，还可激发便意，促进肠腑之气下行，久之则六腑之气通降和顺，便秘得解而不易反复。用现代医学解释，栓剂的肛内压力作用起到了促进排便反射作用，每日反复运用，日久能够增强初级排便中枢和大脑皮质的功能，协调相关脏器功能，形成良性循环，达到远期疗效。

——祝爱春，刘政，张海燕，等. 蜜煎导方治疗老年功能性便秘32例[J]. 中医研究，2013，26(7)：46-48.

麻子仁丸

原文： 脉阳微而汗出少者，为自和也，汗出多者，为太过。阳脉实，因发其汗，出多者，亦为太过。太过者，为阳绝于里，亡津液，大便因硬也。(245)

脉浮而芤，浮为阳，芤为阴，浮芤相搏，胃气生热，其阳则绝。(246)

趺阳脉浮而涩，浮则胃气强，涩则小便数，浮涩相搏，大便则硬，其脾为约，麻子仁丸主之。(247)

趺阳脉浮而涩，浮则胃气强，涩则小便数，浮涩相搏，大便则坚，其脾为约，麻子仁丸主之。(《金匮要略·五脏风寒积聚病脉证并治第十一》)

病因病机： 胃肠燥热津亏。

辨证要点： (胃肠燥热+脾约便秘)大便硬，小便数，腹无所苦。

功效： 泻热润肠通便。

现代临床应用： 常用于虚人、老年人肠燥便秘、习惯性便秘、痔疮便秘、肛门疾病、术后大便秘结，以及肠易激综合征、胃肠功能紊乱、慢性胃炎及糖尿病便秘等疾病辨证属于肠胃燥热、津液不足者的治疗。

医案： 王某，女，54岁，2001年8月初诊。主诉：大便秘结5年。患者5年前因患急性泌尿系感染，用抗生素治疗20余日，尔后出现大便干结，5～6日1次。前医诊为习惯性便秘，曾屡服酚酞片、番泻叶等通便泻下药物，可暂时收效，停药则便秘依然。患者平素家庭不睦，常因情绪紧张而便结。诊见：大便5日未解，烦躁，胁腹闷胀，时隐痛，欲便不能，口苦口干，五心烦热，纳差少寐，舌质淡红、苔薄黄，脉弦细。证属肝郁气滞，郁而化热，传导失司。治宜疏肝解郁，润肠泄热通便。处方：柴胡12 g，火麻仁15 g，白芍20 g，枳实、莱菔子、苦杏仁、大黄、厚朴各10 g，甘草3 g。每日1剂，水煎服。2剂后大便1次，腹胀痛明显减轻。服4剂后，又解大便1次，纳食已馨，胁腹胀满基本消失。守方续服14剂，每日大便1次，便软畅利，诸症消除。

按语： 麻子仁丸由小承气汤加麻仁、杏仁、白芍和蜜为丸而成，治疗"脾约证"。脾约有两个含义：一，约者，穷乏也，津液素亏，脾无津液输布而穷约；二，约者，约束也，脾之弱阴被胃之强阳所约束，津液不能还于胃中。为什么会形成脾约？在正常情况下，阳明与太阴相表里，脏腑之气相通，脾能为胃行其津液而使燥湿相济，以维持脏腑间的阴阳平衡。如果阳明胃气过强而太阴脾阴太弱，则胃之强阳反凌脾之弱阴，使脾阴受约而不能为胃行其津液；津液不能还于胃中，胃肠失于濡润而干燥，大便因此而难下。所以，脾约证仍属阳明腑实证之一，但是这种大便难有以下特点：经常性和习惯性的大便秘结，其粪块异常干硬，虽然数日不大便，但无腹满、腹痛、潮热、谵语等症，所以不属于承气汤的治疗范围，而应该用麻子仁丸润下通便。

——宋素青. 麻子仁丸加减治疗习惯性便秘32例[J]. 新中医，2003，35(7)：56.

3 少阳便秘

小柴胡汤

原文： 伤寒五六日，头汗出，微恶寒，手足冷，心下满，口不欲食，大便硬，脉细者，此为阳微结，必有表，复有里也，脉沉亦在里也。汗出为阳微，假令纯阴结，不得复有外证，悉入在里，此为半在里半在外也。脉虽沉紧，不得为少阴病。所以然者，阴不得有汗，今头汗出，故知非少阴也，可与小柴胡汤。设不了了者，得屎而解。(148)

产妇郁冒，其脉微弱，不能食，大便反坚，但头汗出。所以然者，血虚而厥，厥而必冒，冒家欲解，必大汗出。以血虚下厥，孤阳上出，故头汗出。所以产妇喜汗出者，亡阴血虚，阳气独盛，故当汗出，阴阳乃复。大便坚，呕不能食，小柴胡汤主之。(《金匮要略·妇人产后病脉证治第二十一》)

病因病机： 表邪陷于半表半里之间，郁而化热，阳邪微结，枢机不利。

辨证要点： (少阳便秘)往来寒热，胸胁苦满，嘿嘿食欲不佳，心烦呕吐。

功效： 和解枢机，宣通内外。

现代临床应用： 肝失疏泄、胆火郁滞、枢机不利之便秘；外感热病、内伤杂病诸如颈椎病、胆囊炎、胰腺炎、肝炎及肝硬化、胸膜炎等症见发热、眩晕、胁痛等。

医案： 酒家朱三者，得伤寒六七日，自颈以下无汗，手足厥冷，心下满，大便秘结。医者见其逆冷，又汗出满闷，以为阴证。予诊其脉沉而紧，曰：此证诚可疑。然大便结者，为虚结也。安得为阴？脉虽沉紧，为少阴证。然少阴证多矣，是自利，未有秘结。此半在表，半在里也。投以小柴胡汤，大便得通而愈。

按语： 小柴胡汤原治伤寒半表半里，本案便秘伴见“头汗、手足冷、心下满”等症，即疑似伤寒的半表半里之证。小柴胡汤可用于治疗伴有抑郁或焦虑等精神心理障碍的便秘。

——许叔微.《伤寒九十论》校注与白话解[M]. 郑州：河南科学技术出版社，2020.

大柴胡汤

原文： 太阳病，过经十余日，反二三下之，后四五日，柴胡证仍在者，先与小柴胡。呕不止，心下急，郁郁微烦者，为未解也，与大柴胡汤，下之则愈。(103)

病因病机： 邪至少阳，气机不利，少阳热聚，兼阳明里实。

辨证要点： (少阳阳明合病)呕吐，腹满硬痛，大便难下或下利不畅。

功效： 和解少阳，通下里实。

现代临床应用： 胰腺炎、胆结石、胆囊炎、反流性胃炎、糖尿病早期、脂肪肝、高脂血症、发热、感染性疾病、支气管哮喘等疾病。

医案： 乡里豪子得伤寒，身热，目疼，鼻干，不眠，大便不通，尺寸俱大，已数日矣。自昨夕汗大出。予曰：速以大柴胡下之。众医骇然，曰：阳明自汗，津液已竭，当用蜜兑，何故用大柴胡药？予曰：此仲景不传妙处。诸公安知之，予力争，竟用大柴胡，2剂而愈。

按语： 所谓仲景不传妙处，在于《伤寒论》第253条“阳明病，发热汗多者，急下之”之云。本案虽有汗出，但未至津液枯燥，急速下之，非但不损津，且可急下存阴。蜜兑之法，虽可通便，然其力缓也；反致燥结久存而耗津，得不偿失矣。果投大柴胡而中，理同其言。

——许叔微.《伤寒九十论》校注与白话解[M]. 郑州：河南科学技术出版社，2020.

4 少阴便秘

桂枝附子去桂加白术汤（白术附子汤）

原文： 伤寒八九日，风湿相搏，身体疼烦，不能自转侧，不呕，不渴，脉浮虚而涩者，桂枝附子汤主之。若其人大便硬，小便自利者，去桂加白术汤主之。(174)

病因病机： 阳微阴盛，湿困脾虚，运化失司。

辨证要点： (脾阳虚衰＋寒湿蕴结)身体疼烦，不能转侧，大便硬，小便自利。

功效： 温脾扶阳，渗湿助运。

现代临床应用： 风湿性疾病、类风湿性关节炎、腰椎间盘突出症、坐骨神经痛、腰腿疼痛、劳损及老年人钙流失所引起的疼痛，以及便秘、尿路感染、阳痿等。

医案一： 金某，58岁，工人，1982年2月17日初诊。全身关节疼痛，小便利，大便干，肛痒已半年，小腹经常疼痛，大便未查出虫卵。苔薄白，脉左寸关浮、尺沉紧。辨证：湿邪留滞。治则：助阳散湿。处方：白术12 g，炮附子 9 g，生姜 9 g，甘草 9 g，大枣 3 枚，服 3 剂，全身关节痛大减，肛门痒止，小腹痛减，大便已不干。继服上方加川芎 9 g，威灵仙 12 g，没药 9 g，服 6 剂，关节痛消失。

按语： 桂枝附子去桂加白术汤（白术附子汤），取白术化燥之效以祛肌表之湿，取炮附子善走之性以收逐湿之功，甘草、生姜、大枣助长脾阳。本案有"身体疼烦、大便硬、小便自利"等症，还有"肛痒"之湿邪下注之症，白术附子汤温脾渗湿，恰中病机，故 3 剂即效。

——刘景祺. 经方验[M]. 呼和浩特：内蒙古人民出版社，1987.

医案二： 韩某，男，37 岁，工人。自述患关节炎数年之久，右手腕关节囊肿如蚕豆大，周身酸楚疼痛，尤以两膝关节为甚，已不能蹲立，走路很困难，每届天气变化，则身痛转剧。视其舌淡嫩而胖，苔白滑，脉弦而迟，问其大便则称干燥难解。辨为寒湿着外而脾虚不运之证，处方：附子 15 g，白术 15 g，生姜 10 g，炙甘草 6 g，大枣 12 枚。水煎服，服药后，周身如虫行皮中，两腿膝关节出黏凉之汗甚多，而大便由难变易。更方用：干姜 10 g，白术 15 g，茯苓 12 g，炙甘草 6 g。服至 3 剂而下肢不痛，行走便利。又用上方 3 剂而身痛亦止。后以丸药调理，逐渐平安。

按语： 风去湿存，内困脾气，脾不健运，津液不能还于胃中而大便反硬，用去桂加白术汤以健脾气行津液，逐水气。仲景用药精妙之处，于本案中可窥一斑。服药后周身如虫行皮中状而痒，即大论所谓"其人身如痹，此正气得药力资助，与邪奋争，湿气欲出之象"。服药完毕见两膝汗出黏冷，反映了寒湿邪气由皮内而出，邪退正复，其病向愈。

——刘渡舟. 新编伤寒论类方[M]. 太原：山西人民出版社，1984.

大黄附子汤

原文： 胁下偏痛，发热，其脉紧弦，此寒也，以温药下之，宜大黄附子汤。（《金匮要略·腹满寒疝宿食病脉证治第十》）

病因病机： 寒实内结，郁闭阳气或寒凝厥阴，寒积里实证。

辨证要点： （里实寒证）腹痛便秘，发热，手足厥冷，舌苔白腻，脉弦紧。一侧胁下疼痛或腹痛以侧腹部为甚（足厥阴肝经循行之处）。

功效： 温阳通便。

现代临床应用： 本方是温下的代表方，疼痛性疾病是应用重点，其中又以腹痛为常用。临床中肩关节周围炎、肋间神经痛（包括带状疱疹性疼痛）、胆囊炎、胆结石、胆道蛔虫病、泌尿系结石、阑尾炎、肠梗阻、腹股沟疝等疼痛剧烈、恶寒而便秘者多可应用本方。

医案： 冯某，女，45 岁，主因“大便秘结 5 年，加重 6 个月”就诊。5 年前患者无明显诱因出现大便秘结，大便日行 1 次，未曾治疗。近 2 年来病情加重，且时有腹胀、腹痛、嗳气，自行服用酚酞片或番泻叶，大便得通后诸症消失。6 个月前大便四五日一行，用上法无效，当地某医院给予清热通腑的中药治疗，病情时有缓解，停药后病情同前。3 个月前到省会某中医院给予温中健脾之理中四逆辈加减，腹胀、腹痛时有缓解，大便仍干，两三日一行，每当食寒冷之品则腹胀、腹痛、大便秘结加重，经介绍前来诊治。患者平素畏寒喜暖、喜进热饮，现自觉疲劳无力，每饮生冷之品则腹胀、腹痛、嗳气加重，劳累后时有心慌、气短、大便干，3 日 1 次，小便清白。舌白润无苔，脉沉弦。中医辨证为脾肾阳虚、寒积里实之便秘。急则治其标，治宜温阳散寒、泻结行滞，方用大黄附子汤加减：制附子 9 g，细辛 5 g，桂枝 6 g，炙甘草 4 g，厚朴 6 g，大黄 3 g，3 剂，日 1 剂，水煎 2 次，共取汁 450 mL，分 3 次口服。二诊：大便通畅，腹痛、腹胀已无，仍感疲劳乏力、畏寒喜暖，劳累时自觉心慌、气短。舌白苔薄，脉沉弱。寒积已去，惟脾肾亏虚未复。给予人参归脾丸合肾气丸以善后，每次各 1 丸，日 2 次。用丸药 15 日后，怕冷、疲劳感缓解，未再复诊，即续用丸药 3 个月后诸症消失。

按语： 便秘虽属大肠传导功能失常，但与脾胃及肾脏的关系甚为密切，其发病原因有燥热内结津液不足、情志失和、气机郁结、劳倦内伤、气血不足及阳虚体弱阴寒内生等。本案患者素体脾肾阳虚，内有寒积，医者见有便秘且有腹痛、腹胀之症，便认为肠腑不通，而用清热通腑之药清除体内积聚，故患者恍若痊愈。但由于治标不治本，停药后阴寒不去，肾阳亏虚不能温化，旋而复闭。更医再诊时，虽抓住内寒之病机，使患者病情有所缓解，但由于积聚无路可出，导致大便秘结终不能尽除。中医辨证为素体脾肾亏虚、复有寒实里积，此证非温不能去，其寒非下不能荡其积。遵“急则治其标，缓则治其本”的治则，故方用大黄附子汤温阳散寒、泻结行滞。加桂枝、炙甘草辛甘化阳、益气通脉而补心脾，一助附子温阳，二助附子、细辛除寒散结；厚朴下气消积，助大黄荡涤肠胃、泻除积聚。程门雪曾云：“大黄苦寒，走而不守，得附子、细辛之大热，则寒性散而走泄之性存。”故该方仅用苦寒的大黄 3 g，在大量温热药的佐制下，使其变苦寒为温下，又使邪有出路，是全方用药画龙点睛之笔。全方标本兼治，既有温脾肾阳虚之功，又有祛寒散结、消积通腑之用。故 3 剂使患者寒积散，大便行，宛若常人。再用健脾补肾治本之剂 3 个月，恢复脾肾功能，随访 1 年未复发。

——张林军，郑博. 大黄附子汤治疗顽固性便秘验案 1 则[J]. 河北中医，2004，26(6)：445.